L'HÉMATOCÈLE
INTRA-PÉRITONÉALE
ET SON TRAITEMENT

Contribution à l'Étude des Ruptures Tubaires

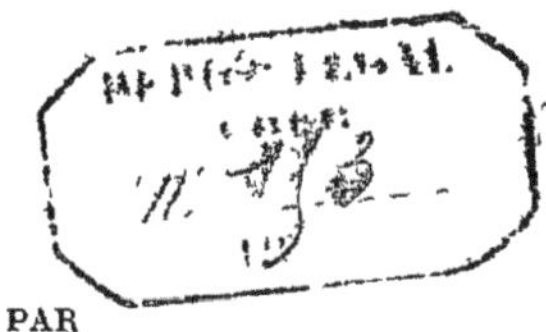

PAR

J. PICARD
Docteur en médecine
Ancien Interne de l'Hôtel-Dieu d'Angers
Lauréat de l'Ecole de Médecine d'Angers

PARIS
G. JACQUES, EDITEUR
14, RUE HAUTEFEUILLE, 14

1908

L'HÉMATOCÈLE
INTRA-PÉRITONÉALE
ET SON TRAITEMENT

A MES MAITRES DE L'ECOLE DE MÉDECINE

ET DE L'HOTEL-DIEU D'ANGERS

A MES PROFESSEURS DE LA FACULTÉ DE MÉDECINE DE PARIS

A MON PRÉSIDENT DE THÈSE

MONSIEUR LE PROFESSEUR PINARD

A MES CAMARADES D'INTERNAT

Souvenir des joyeuses années passées à l'Hôtel-Dieu d'Angers, et de nos excellentes relations.

L'HÉMATOCÈLE
INTRA-PÉRITONÉALE
ET SON TRAITEMENT

Contribution à l'Étude des Ruptures Tubaires

PAR

J. PICARD
Docteur en médecine
Ancien Interne de l'Hôtel-Dieu d'Angers
Lauréat de l'Ecole de Médecine d'Angers

PARIS
G. JACQUES, EDITEUR
14, RUE HAUTEFEUILLE, 14

1908

A LA MÉMOIRE DE MON GRAND'ONCLE

MONSIEUR LE DOCTEUR GUIGNARD
(Professeur à l'Ecole de Médecine d'Angers)

A MA MÉRE

Témoignage d'affectueuse reconnaissance

A MON PÈRE

Qui, par son exemple, m'a appris à aimer la vie médicale.

A MES GRANDS PARENTS

A MON FRÈRE ET A MA BELLE-SŒUR

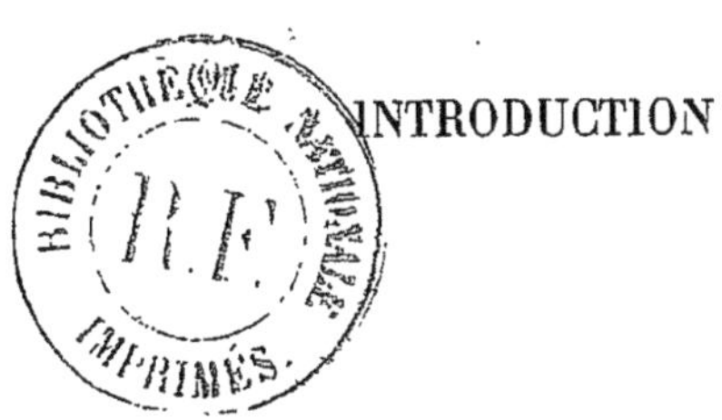

INTRODUCTION

Au moment de quitter l'Ecole de Médecine et l'Hôtel-Dieu d'Angers, qu'il me soit permis d'exprimer toute ma reconnaissance aux maîtres éminents qui ont dirigé mes travaux avec tant de sollicitude.

A l'Ecole de Médecine, j'ai toujours pu apprécier les sentiments bienveillants de MM. Legludic, directeur de l'Ecole, Mareau et Martin, professeurs d'Anatomie, Papin et Gaudin, chef du Laboratoire de Bactériologie, directeur des Laboratoires d'Histologie et de Bactériologie.

MM. les Professeurs de Clinique : Monprofit, Jagot, Boquel et Motais, dont j'ai eu successivement l'honneur d'être l'interne, m'ont fait largement profiter de leur savant enseignement. Je les prie de recevoir ici mes remerciements bien sincères.

J'ai eu l'honneur également d'être interne dans les services de MM. A. Tesson, Mareau, Thibault, Charrier, Cocard, Maugourd, Roguet, Papin. Le Corre, Turlais, R. Tesson, Launay. Qu'ils veuillent bien accepter l'hommage de ma reconnaissance, pour les conseils éclairés qu'ils m'ont toujours donnés avec une grande bienveillance.

En terminant, je veux rendre particulièrement hommage à mon maître, M. le Dr Boquél, chirurgien de la Maternité.

C'est à lui que je dois les connaissances obstétricales que j'ai acquises pendant mon séjour à l'Hôtel-Dieu, et c'est sous son inspiration que j'ai entrepris de traiter ce sujet.

En mettant à ma disposition les observations qui font l'intérêt de ce travail, il m'a donné une nouvelle preuve de sa bienveillante sympathie. Je tiens à lui exprimer ici toute ma reconnaissance.

M. le Prof. Pinard m'a fait le grand honneur d'accepter la présidence de ma thèse. Qu'il daigne recevoir l'expression de ma profonde gratitude.

AVANT-PROPOS

Pendant notre internat à l'Hôtel-Dieu d'Angers et en particuliers à la Maternité, nous avons été à même d'observer un certain nombre d'hématocèles pelviennes intra-péritonéales. Nous avons pu suivre les malades atteintes de ces affections, porter et discuter des diagnostics, et enfin assister comme aide aux interventions nécessitées par leur état. Nous avons maintes fois assisté à des discussions au sujet de la pathogénie et du traitement de l'hématocèle. Cependant des expériences étaient faites au laboratoire de la maternité, pour reproduire artificielle ment des hématocèles, en provoquant la rupture de grossesse tubaire chez le cobaye et nous espérions pouvoir tirer de ces expériences des conclusions intéressantes pour le sujet que nous avons entrepris de traiter. Malheureusement des circonstances imprévues nous ont obligé à terminer ce travail plus tôt que nous le pensions. Les quelques expériences sur lesquelles nous avions fondé de l'espoir, n'ont pas encore été términees. Avec toutes les recherches expérimentales, il faut compter sur l'imprévu, le chloroforme, la péritonite même et tout ce que nous avons constaté nettement, c'est la rapide absorption du sang et la possibilité de vie dans le péritoine de fœtus expulsés, ce qui n'a rien de surprenant. Malheureusement, ces résultats ne sont pas tels qu'on puisse en tirer quelque conclusion. Nous avons donc essayé, en relatant les observations originales recueillies dans le service de la Maternité, d'en tirer tout le parti que nous avons pu.

Nous verrons quelles réflexions elles peuvent inspirer au chirurgien et les opinions que notre maître à constamment émises devant nous à leur sujet. Nous insisterons surtout sur la Pathogénie des hématocèles, sur leurs accidents immédiats et éloignés. Enfin la question du traitement tel que nous l'avons vu pratiquer trouvera naturellemeut sa place à la fin de ce travail.

*
* *

Les hématocèles d'origine pelvienne, ou les hématocèles à proprement parler, sont de divers ordres. Elles sont classées suivant leur siège, en particulier intra ou extra-péritonéales, et suivant leurs causes. L'étude de cette question comporte tout d'abord, avec les définitions, un coup d'œil sur l'historique, qui, pour être très connue de tous, n'en mérite pas mois d'être rappelée.

Les considérations sur l'étiologie et la pathogénie de l'hématocèle, montrent qu'il existe, comme nous le verrons, une relation presque constante entre une grossesse extra-utérine, le plus souvent tubaire, préexistante, et cette hématocèle, qui n'en est qu'une conséquence. Quelques considérations sur les rapports de la trompe, sur les notions anatomiques concernant la production de la rupture tubaire en cas de grossesse extra-uterine, trouvent naturellement leur place dans notre étude. Ce sera alors le moment d'envisager quels phénomènes président à la formation des hématocèles, à l'enkystement du sang et à la formation de la membrane d'enkystement.

Les symptômes des hématocèles, quelles que soient leurs causes, ont un intérêt considérable en eux-mêmes et au point de vue du diagnostic. Mais, là encore, les rapports entre l'hématocèle et la grossesse extra-utérine rompue sont tels que les commémoratifs de toute première importance en l'espèce peuvent souvent se confondre avec les symptômes de la grossesse ectôpique. Nous sommes donc par là même obligés de passer celle-ci en revue, si brièvement que ce soit.

Le point important de la question est celui du diagnostic et du pronostic, entraînant l'étude des circonstances dans lesquelles se montre le plus souvent l'hématocèle au clinicien, les erreurs qui peuvent résulter d'un examen mal dirigé ou de la négligence de certains symptômes.

Ce qu'on sait de l'évolution de ces hématocèles, leurs complications possibles ayant ici leur place, conduisent nécessairement à l'étude du traitement.

Nous espérons que nos observations pourront nous permettre d'étudier cette dernière partie avec quelque fruit.

CONSIDÉRATIONS GÉNÉRALES SUR LES HÉMATOCÈLES PELVIENNES ET HISTORIQUE DE LA QUESTION

Hématocèle pelvienne veut dire, au sens propre du terme, épanchement de sang dans le bassin. On réserve généralement ce nom à la collection sanguine enkystée dans la cavité abdominale. En effet, au moment où le sang fait irruption, il est libre pendant un temps variable. Y séjourne-t-il, des phénomènes ultérieurs, tendant à l'isoler, se produisent. Le processus d'isolement du sang dans une coque plus ou moins épaisse est le fait d'un travail secondaire. Le résultat de ce travail est l'hématocèle enkystée. Mais ce n'est pas tout, quand on parle en gynécologie d'hématocèle abdominale et pelvienne en particulier, on entend toujours une collection sanguine dont la source est liée, de près ou de loin, aux annexes de l'utérus, ou à cet organe lui-même. Il y a donc là une sorte de restriction à faire. On n'emploie jamais ce terme, dont la généralisation serait pourtant concevable, pour désigner un épanchement sanguin venu d'un organe autre que les organes génitaux. Enfin, l'hématocèle, et ceci devient encore plus nécessaire à mettre en relief, peut, malgré cette restriction aux épanchements sanguins d'origine génitale, comprendre deux choses vraiment distinctes au point de vue des symptômes et de l'évolution, quoique sans doute très voisines au point de vue étiologique : l'hématocèle intra-péritonéale consécutive à l'épanchement dans le péritoine, et l'hématocèle extra-péritonéale, chez laquelle l'épanchement sanguin se fait en général dans l'épaisseur des ligaments larges. Cette dernière forme est appelée plus spécialement hématome ou pseudo-hématocèle.

La question de l'hématocèle a été traitée depuis les temps les plus éloignés si l'on en croit Voisin (*Thèse de Paris,* 1858), qui cite trois passages d'Hippocrate aux IV et Ve. « *Livres des Epidémies*, où il est donné une description des tumeurs hématiques du bassin.

En 1691, Ruysch donne une observation de collection sanguine du petit bassin.

Pour Bernutz (en 1849). (*Archives générales de Médecine*) ce, serait le premier exemple connu de ce genre.

En 1823, Franck (*Traité de médecine pratique*, tome V, page 261) trouva un épanchement sanguin dans l'utérus, la trompe, et un suintement hématique recouvrant l'ovaire en petite quantité. Récamier et Velpeau l'étudient et en citent des observations en 1831 et 1839 dans la *Lancette française et la Médecine opératoire*

En 1848, Bernutz, dans les *Archives générales de Médecine*, étudie la manière dont le sang se collecte et les rapports de l'hémorragie avec la ponte menstruelle. En 1849, Nélaton en étudie un cas à l'hôpital Saint-Antoine.

Malgaigne, en 1850, rapporte des cas intéressants d'hématocèles.

Elle est étudiée, les années suivantes, par Huguier, Nélaton, Barlow, Tardieu, Laboulbène, Gallard (de 1851 à 1855).

De 1855 à 1857, on trouve les noms de Engelhart, Denonvilliers, Raciborski, Soltz.

En 1857, M. Ch. Robin se livre à d'intéressantes recherches sur les hémorragies ovariennes et pratique des autopsies dans lesquelles il peut vérifier par trois fois la présence de sang épanché dans les ovaires.

C'est en 1857 et en 1858 que Richet et son interne M. Devalz exposent et défendent la théorie pathogénique de l'hématocèle par l'hémorragie du plexus ovarien. M. Richet publie un ouvrage intitulé : *Hémorragie du plexus ovarien* et en 1858, Devalz fait une thèse intitulée *Varicocèle ovarien.*

En 1858 et 1860, Cruveilhier et Puech apportent de nouveaux matériaux à la connaissance des hématocèles.

A ce moment, Gallard et Huguier édifient la théorie de la pseudo-hématocèle qui, pour eux, serait due à une ponte extra-utérine, moins l'embryon.

En 1862, paraissent les travaux de Ferber.

En 1863, ceux de Wirchow, de Puech, sur l'atrésie des voies génitales.

En 1873, R. Barnes, dans *Saint-Thomas Hospital Reports*, publie 50 observations d'issue de sang dans le péritoine.

D'autres auteurs, comme Meadows, Tyler Smith, F. Imlach se livrent à des recherches sur la même question. En 1873, paraissent les mémoires allemands de Schroëder et Pritsch.

A cette époque, Bernutz et Schroëder avaient déjà signalé la présence de produits fœtaux dans l'épanchement hématique ; on connaissait également la distinction qui existe entre les hématocèles intra et extra-péritonéales.

En 1878, Poncet, dans sa thèse d'agrégation, est de l'avis de Schroëder, lequel dit que « pour qu'il y ait hématocèle anté-utérine, il faut que la matrice soit préalablement déviée et retenue en arrière par des adhérences ».

En 1883, paraît la thèse de Gousset où est exposée la théorie de l'exhalaison péritonéale.

En 1891, Reynier, dans le *Bulletin de la société de Chirurgie*, traite de l'hémorragie du plexus pelvien, cause d'hématocèle.

En 1885 et 1886, Imlach dans le *British Medical Journal*, conseille la laparotomie pour traiter l'hématocèle. Il dit l'avoir pratiquée 14 fois, et il est d'accord avec Lawson Tait pour déclarer qu'elle donne d'excellents résultats.

A la suite de Lawson Tait, qui avait établi d'une façon magistrale l'importance considérable des grossesses ectopiques et de leur rupture dans la pathogénie de l'hématocèle, viennent un grand nombre d'autres auteurs, parmi lesquels il faut citer Veit et Zedel (en Allemagne), Dran (en Angleterre) et Pillict (en France).

Ces derniers se sont surtout attachés à des recherches histologiques. En 1891, nous devons noter la contribution apportée par

Reynier, dans l'étude de la rupture du plexus utéro-ovarien. En même temps, et depuis, les traités classiques comme celui de Pozzi ont achevé de mettre au point les notions acquises. Thévenard insiste sur la distinction anatomo-pathologique qu'il convient d'établir entre les épanchements récents et anciens, c'est-à-dire entre ceux dans lesquels on a affaire à du sang hémorragique proprement dit et ceux où on se trouve en présence de sang déjà transformé et collecté. Les chirurgiens actuels, parmi lesquels il faut citer Delbet et Lejars, ont contribué aussi dans une large mesure à l'étude des hématocèles intra-péritonéales. Les noms de Bouilly, Segond prennent dans l'historique de l'hématocèle une place prépondérante. Enfin des thèses récentes, et entre autres celle de Cestan, en 1894, et de Couvelaire, en 1901, marquent une période de travaux importants et utiles.

On trouve trois époques dans l'étude de l'hématocèle :

1re *époque.* — Depuis 1737 jusqu'à 1850, époque à laquelle parut la première observation, on ne trouve aucune description complète d'hématocèle. La nature et les caractères des épanchements sanguins intra-péritonéaux demeurent inconnus.

2e *époque.* — Les travaux des chirurgiens et des gynécologistes français, en 1848, et les discussions de la Société de chirurgie contribuent largement à l'étude des signes de la maladie et de son siège exact. On connaît alors la fréquence du siège de l'hématocèle dans le cul-de-sac rétro-utérin, d'où le nom d'hématocèle rétro-utérine.

En 1878, Poncet, de Lyon, montre « que la condition *sine qua non* de la formation de la collection hématique est l'altération préalable de la séreuse péritonéale ». Il défend la pachy-péritonite comme cause fréquente d'hématocèle. A ce moment, on a reconnu comme possibles deux causes à l'hématocèle : la grossesse extra-utérine et les complications de pelvi-péritonite.

3e *époque.* — Ou période aseptique.

On lutte contre les accidents et les complications de l'épanchement sanguin par le drainage et l'évacuation des caillots.

ETIOLOGIE ET PATHOGÉNIE, NOTIONS SUR LA FORMATION DE L'HÉMATOCÈLE INTRA-PÉRITONÉALE

Dans la statistique de Montrose Pallen dans *The American Journal of Obstetrics and Diseases of Women and Children*, sur 100 cas d'hémorragies intra-pelviennes donnant des symptômes de pertes sanguines profuses, on trouve 75 cas de mort sans que l'épanchement ait eu le temps de s'enkyster et 25 cas d'enkystement avec guérison ; il y aurait donc eu hématocèle 1 fois sur 4. Dans sa thèse, Voisin, à propos des observations de Tardieu, cite l'hémorragie intra-abdominale comme cause de mort subite. Nous devons rappeler dans ce chapitre les principales théories qui ont été énoncées pour expliquer la production des hématocèles intra-péritonales. Mais pour nous faire une idée de l'épanchement sanguin pelvien, sachant les rapports intimes qui unissent les organes pelviens et l'hématocèle constituée, jetons un coup d'œil sur les particularités anatomiques et anatomo-pathologiques ayant trait aux divers états mentionnés comme causes possibles de ces épanchements. Considérons les rapports que peuvent faire comprendre certains symptômes ou points de l'évolution sur lesquels nous aurons à insister. Nous allons nous attacher surtout ici à rappeler la configuration extérieure et les rapports de la trompe.

Les trompes sont longues de 10 à 12 centimètres, elles sont flexueuses et situées dans l'aileron supérieur du ligament large. On leur distingue trois portions, une portion interne ou interstitielle, une moyenne ou corps, une externe ou pavillon. La portion interstitielle, débouchant dans la corne utérine, s'ouvre à l'utérus par l'ostium uterinum, la seconde portion ou corps comprend elle-même l'isthme, qui fait suite à la précédente portion, et l'ampoule. La portion ampullaire, qui est le siège fréquent de grossesse ectopique, présente un grand intérêt au point de vue de sa structure histologique et de la minceur de ses parois. Le tissu conjonctif abonde dans sa formation intime et ses parois sont beaucoup plus minces que celles de l'isthme. Elle est flexueuse, légèrement aplatie d'avant en arrière et irrégulièrement calibrée. Les rapports de cette partie de la trompe présentent un grand intérêt, car c'est elle qui établit la limite de séparation des deux espaces rétro et antéutérins de chaque côté de la matrice, et répond aux anses intestinales. Dans quelques cas, elle se trouve en contact presque immédiat, soit avec le rectum, soit avec la vessie.

Le pavillon de la trompe est un entonnoir dont l'ouverture regarde en arrière et en haut. Au moment de la ponte menstruelle, il a la propriété de cueillir l'ovule et de le propulser dans le canal tubaire ou le spermatozoïde le féconde. L'orifice de ce pavillon, se trouvant, de par les dispositions du péritoine, exclu de la cavité péritonéale, on s'explique que l'œuf, pour une raison quelconque, ne pouvant progresser vers l'utérus, vienne tomber dans l'abdomen ; ou qu'un liquide comme celui d'une injection intra-utérine mal faite ou bien encore d'une hémorragie tubaire fasse irruption dans la cavité aldominale.

Le péritoine, qui avait recouvert le fond de la vessie, quitte cet organe pour recouvrir l'utérus, et forme ainsi le cul-de-sac vésico-utérin. C'est au niveau de la portion utérine comprise entre le col et le corps, que le péritoine rencontre l'utérus. De là il remonte, recouvre la face antérieure et le fond de l'utérus qu'il tapisse d'avant en arrière, en le contournant.

Ensuite il se dirige de haut en bas sur sa face postérieure, arrive à la paroi vaginale postérieure qu'il recouvre sur une étendue de 1 à 2 centimètres. Le repli péritonéal ainsi formé donne un cul-de-sac dit cul-de-sac de Douglas. C'est dans ce cul-de-sac que la majeure partie des hématocèles vient se collecter, d'où le nom d'Hématocèle rétro-utérine. Pour un grand nombre d'auteurs, l'accumulation du sang dans le cul-de-sac vésico-utérin n'est possible que dans le cas où le cul-de-sac postérieur se trouve auparavant comblé à sa partie supérieure. Des adhérences ayant attiré l'utérus en arrière ou ayant elles-mêmes, formé une sorte de plafond ou cul-de-sac de Douglas favoriseraient cette disposition. A droite et à gauche de l'utérus, le péritoine pelvien, se dédoublant pour aller se fixer de chaque côté du bassin, prend le nom de ligaments larges. C'est dans le tissu cellulaire qui unit les deux feuillets péritonéaux ainsi adossés, que le sang se collecte assez souvent dans le cas d'hématocèle extra-péritonéale. Cette situation de l'hématocèle lui a fait donner le nom d'hématome du ligament large ou de pseudo-hématocèle.

Théorie de l'Exhalaison du Péritoine. — Dans les *Annales d'Hygiène publique*, Tardieu signale le cas d'épanchement de sang dans le petit bassin, formant collection en arrière de l'utérus chez deux jeunes femmes qui succombèrent rapidement, et si rapidement même, qu'on crut à des empoisonnements. Des enquêtes judiciaires furent faites en vain. Voisin cite plusieurs cas de décès rapides par hémorragies abdominales, attribuées par lui a des excès génésiques, puis un autre cas d'une jeune femme morte sans avoir présenté jamais de lésions ovariennes et après avoir reçu un coup de pied à la hanche.

C'est d'après ces observations que la théorie de l'« exhalaison aiguë du péritoine » avait été formulée. Elle est indiquée dans la *Thèse* de Jousset (1883), et explique l'hématocèle par une transsudation rapide du sang des vaisseaux péritonéaux à travers la séreuse, après un choc ou un traumatisme violent.

Théorie de la Pelvi-péritonite hémorragique. — Cette théorie est exposée par Wirchow dans le *Traité des tumeurs*, en 1863.

Il peut, dit celui-ci, arriver que la péritonite rétro-utérine, semblable à la pachyméningite, produise des pseudo-membranes, que l'extravasion qui se fait plus tard par les vaisseaux de la pseudo-membrane se dépose entre les feuillets de celle-ci et qu'il en résulte un hématome rétro-utérin enkysté.

Quelque temps après, Besnier et Bernutz ont défendu cette

manière de voir. Ferber et Drapier ont rencontré dans un grand nombre d'autopsies de femmes mortes à la suite d'affections diverses, des lésions congestives avec ou sans épanchement dans le péritoine, et des néo-membranes très vascularisées entourant des hématomes intra-péritonéaux.

Friedreich a décrit des formes hématiques péritonéales, constituées par des fausses membranes très vasculaires, donnant des kystes sanguins.

Wirchow a aussi décrit des hématomes rétro-vésicaux.

Schroëder pense « qu'une tumeur produite par une collection sanguine, et que l'on peut sentir dans le vagin, ne doit se présenter que dans les cas où une cavité est formée à l'avance pour contenir le sang épanché ».

Donc, pour lui, une occlusion à la partie supérieure du cul-de-sac de Douglas par péritonite adhésive est nécessaire à la formation de l'hématocèle. Cette théorie a été également défendue par Bernutz dans les *Archives de Zoologie* (1880), Jousset dans sa *Thèse*, 1883, Laroyenne et Solier dans *Lyon médical*, 1882.

Théorie de la rupture du plexus utéro-ovarien. — Ollivier (d'Angers) a signalé pour la première fois la déchirure d'une veine variqueuse du plexus utéro-ovarien. Il a rapporté deux observations suivies d'autopsies. Les malades atteintes avaient succombé en 24 heures. Tilt, Richet et Devalz, interne de Richet (1858) défendent également cette théorie.

Puech, dans une séance de l'Académie des Sciences (22 juin 1858), traite de la rupture du plexus utéro-ovarien et du thrombus intra-pelvien.

Richet, à la même époque, signale des cas d'hématomes dans les ligaments larges et étudie cette question. Il faut signaler aussi des observations de cas semblables rapportées par A. Martin et L. Bleynie.

Théorie du reflux du sang de l'utérus dans la trompe et dans le péritoine. — En 1848, Bernutz apporte à l'appui de cette théorie des idées dans un : *Mémoire sur la rétention des Menstrues.*

Dans un cas signalé par Decès, on trouvait un utérus et un vagin doubles. Un des vagins était fermé. Le sang mentruel était amassés dans l'un des côtés qui était imperforé, et collecté d'abord dans la cavité vaginale, puis dans l'utérus, et enfin dans la trompe, par refoulement.

A la suite de rupture d'un kyste tubaire qu'il signale encore, il y aurait eu péritonite aiguë et mort.

Bernutz cite des cas d'imperforation d'hymen de vagin et d'utérus amenant des accidents de rétention sanguine dans les annexes.

Ruysch, Frank, Haller parlent du passage du sang dans le péritoine sans qu'il y ait malformation ni lésion préalable.

Aran, Goupil, Bernutz, Hélie (de Nantes) observent le reflux du sang dans les trompes dilatées. Ce reflux serait rare si l'on en juge par les faits suivants :

Nélaton (en 1856) opère une jeune fille de 23 ans pour oblitération utérine congénitale. Il y eut, pendant huit années, accumulation de sang menstruel, avec dilatation considérable de l'utérus et des annexes, et pas d'épanchement sanguin dans le péritoine.

Puech est également d'avis que ces cas sont très rares, malgré des rétrécissements ou des oblitérations très nettes. Il n'en connaît pas plus de 16 cas sur 310 observations.

Richet, Gallard, Raciborski, Guyon invoquent la disposition de l'« Ostium uterinum » créant des dispositions défavorables au passage du sang dans l'utérus.

Dans le *British Medical Journal* (de 1881), Mathews Ducan donne des détails sur l'ouverture de la trompe de Fallope et sur les accidents résultant de sa béance permanente. Des injections intra-utérines mal faites passent dans l'abdomen.

Winkel signale le passage d'un lombric.

Théorie de l'Hémorragie de l'ovaire. — Elle est édifiée sur la ponte spontanée se produisant au cours d'une grossesse extra-utérine. Nélaton et Denonvilliers ont exposé ce mécanisme.

Nélaton admet une migration imparfaite de l'ovule avec une hémorragie un peu considérable, issue et accumulation du sang épanché dans le péritoine et inflammation consécutive de celui-ci. Il se fait une péritonite adhésive et une hématocèle rétro-utérine.

Langier admet en plus une congestion exagérée de l'ovaire.

Théorie de l'hémorragie tubaire. — En 1853, Tilt cite un cas d'hémorragie tubaire décrit par Switz.

Un peu plus tard, Puech rapporte 6 observations de rupture de la trompe dont une est suivie d'autopsie.

Pour Trousseau, il existe deux variétés de tels épanchements hématiques, l'hématocèle ovarienne, l'hématocèle cataméniale ou tubaire ; cette dernière est due à l'hémorragie de la membrane muqueuse de la trompe ou de son pavillon. Elle se produirait au moment de l'écoulement menstruel.

Dumesnil et Spencer Wells citent des observations à l'appui de ces idées. Seuvre présente une pièce pathologique à la Société anatomique sur laquelle on peut constater l'existence de semblables lésions.

Trousseau parle à ce moment de ce qu'il appelle l' « hémorragie tubaire cachectique », s'accompagnant du tableau clinique des pyrexies, (telles que rougeole, scarlatine, variole, typhoïde, purpura, ictère grave), ou encore de l'hémophilie et de l'intoxication phosphorée. Ces maladies, qui seraient pour lui quelquefois la cause d'hémorragies de cette sorte, augmentant la fluidité du sang, favorisent son extra-vasion des vaisseaux pelviens. Pour le plus grand nombre des chirurgiens modernes, il n'est pas douteux que l'immense majorité de ces cas ressortissent à la grossesse tubaire rompue, mais, l'exclusivisme serait une faute quand bien même on s'en rapporterait uniquement à nos observations.

En premier lieu, la rupture subite d'une trompe peut se faire tout à fait au début d'une grossesse ; et, si l'opération ne venait en éclairer la pathogénie, la question de grossesse pourrait être tout à fait écartée à tort. Nous n'en voulons pour exemple que le cas suivant que nous avons eu la bonne fortune de voir opérer. Une femme n'ayant jamais eu de retards autrefois (elle dit actuellement avoir 1 jour de retard ?), arrivée à l'époque de ses règles, est prise brusquement d'une syncope à l'occasion d'un mouvement brusque (elle se baissait pour boutonner ses bottines). Mariée depuis un an, âgée de 39 ans, elle avait déjà fait une fausse couche de 4 mois en juillet précédent, que son médecin avait attribué à de l'albuminurie. Cette albuminerie avait donné lieu à des manifestations d'ordr eéclamptique (vertiges, céphalée, œdèmes). On examina ses urines et on trouva de l'albumine.

Elle se plaignait d'ailleurs depuis quelques jours de maux de tête. Elle fut mise au régime lacté.

Les douleurs et la faiblesse persistant, M. le Dr Boquel est appelé en consultation. Il porte le diagnostic de rupture tubaire, basé sur la rapidité du pouls, la pâleur, la *douleur* au toucher dans le cul-de-sac gauche.

L'opération montre une rupture tubaire au niveau de la portion isthmique.

La malade, malgré le sérum qu'on lui fait pendant et après l'intervention, ne peut être remontée et meurt au bout de quelques heures.

Il y avait dans le ventre une énorme quantité de sang mi-liquide, mi-coagulé.

Il s'agissait évidemment d'une rupture de grossesse extra-utérine qu'aucun symptôme de gravidité n'aurait pu permettre de supposer en l'absence probable de retard et de tout symptôme sympathique.

En second lieu, si la rupture de grossesse ne peut être constatée d'une façon évidente, il est certain que la constatation de lésions annexielles doit être souvent considérée comme pouvant être la seule cause d'accident hémorragique intra-péritonéal. C'est ainsi que dans certaines observations citées par nous, des formations kystiques séreuses ou séro-purulentes coïncidaient avec l'hématocèle, et vraisemblablement lui avaient servi de cause efficiente ou occasionnelle. Il faut également mentionner un cas rapporté par Stens et relaté dans la *Semaine gynécologique* (6 mars 1906). C'était une hémorragie intra-pénitonéale due non à une grossesse extra-utérine, comme on le croyait, mais à la rupture d'une veine au niveau d'un des noyaux d'un utérus fibromyomateux.

Quoi qu'il en soit, à l'heure actuelle, on attribue le plus souvent les hématocèles à la rupture de la trompe gravide ou à l'avortement tubaire, c'est-à-dire soit à l'issue du produit de conception à travers les tuniques de la trompe distendue et rompue, soit à la chute de ce produit par le pavillon de la trompe dans la cavité abdominale. Nous allons nous attacher, dans cette thèse, à étudier le mécanisme de la formation de l'hématocèle dans les ruptures de grossesse tubaire, car nous avons été à même d'en observer un certain nombre de cas.

Et ceci nous amène à serrer de plus près la question et à rechercher dans quelles conditions une grossesse tubaire rompue ou un avortement tubaire sont capables de donner naissance à un épanchement de sang, libre d'abord, enkysté ensuite. *Quelles causes prochaines tout d'abord produisent la grossesse tubaire?* Nous allons voir dans quelle mesure nous pouvons répondre à cette question.

Qu'arrive-t-il ensuite et *quels désordres anatomiques se produisent quand cette grossesse se rompt?* Ces deux questions vont faire l'objet du chapitre suivant.

CONSIDÉRATIONS SUR L'ÉVOLUTION ANATOMIQUE DE LA GROSSESSE TUBAIRE EN GÉNÉRAL

On distingue parmi les grossesses tubaires 3 variétés selon le lieu de l'organe où se fait l'implantation de l'ovule fécondé. Ce sont : la *grossesse tubaire vraie* qui se fait dans la portion libre de la trompe ; la *grossesse tubo-abdominale*, qui se fait dans le pavillon de la trompe ; la *grossesse interstitielle*, qui se fait dans la portion tubaire située dans l'épaisseur de la corne utérine.

Une autre variété de grossesse ectopique, la grossesse ovarique, quoique discutée, peut être considérée comme pouvant donner lieu à des phénomènes analogues à ceux qui nous occupent.

On sait que l'œuf est fécondé normalement dans le tiers externe de la trompe, et que, généralement aussi, il gagne l'utérus. Il existe certaines raisons qui peuvent gêner l'œuf dans ses mouvements de progression vers la cavité utérine. Ces causes tiennent tantôt au produit fœtal, tantôt aux annexes ou à l'utérus.

Les causes tenant au produit fœtal sont particulièrement des malformations. Strassmann a décrit des ovules irréguliers ou trop volumineux. Ces malformations, d'après Lawson Tait et Pozzi, seraient en relation avec des affections anciennes des organes génitaux. De leur côté, Sutton et Bouilly n'admettent pas qu'une trompe malade puisse permettre à un ovule de se développer, puisque l'endométrite est une cause de stérilité. Cependant, on est obligé de tenir compte de cette cause. Elle pourrait notamment expliquer la récidive de grossesses tubaires.

Dans notre observation I, il s'agit du cas suivant : à la suite d'une opération abdominale, au cours de laquelle fut extrait un produit fœtal de 3 mois environ, et marsupialisée la poche qui le contenait (si l'on en croit la malade), une autre grossesse extra-utérine se développait peu après, puis donnait lieu à des accidents de rupture nécessitant une intervention,

Selon Hecker, Fritsch, Olshausen, la pelvipéritonite, ainsi que toutes les causes plus ou moins liées aux inflammations annexielles produisant des torsions, des coudures et des adhérences qui déforment, oblitèrent ou rétrécissent le canal de la trompe ; les tumeurs pelviennes, telles que les kystes ou fibromes annexiels, peuvent donner les mêmes résultats.

Les lésions de la muqueuse tubaire, et, en particulier, celles dues à l'infection blennorragique, produisent une salpingite catarrhale.

Schaüta et Dürhsenn pensent qu'une blennorragie existe dans les 2/3 des cas de grossesse ectopique. Léopold a signalé encore des polypes tubaires. Des malformations congénitales de la trompe, telles que des pavillons accessoires, ou encore la bifidité de l'organe ont été signalées, mais ce sont là des phénomènes rares et exceptionnels.

Freund et Karl Abel ont décrit des trompes infantiles qui conservent la forme en spirale qu'elles avaient pendant la vie fœtale. Les replis qui résultent de cette torsion sont une cause d'arrêt pour l'œuf fécondé qui cherche à gagner l'utérus.

Enfin les causes dépendant de l'utérus lui-même seraient des fibromes obstruant l'ostium uterinum.

Il faut y ajouter encore une raison qui nous a semblé peut-être jouer un rôle non seulement sur la production des grossesses extra-utérines, mais peut-être même sur leur fréquence. Dans notre observation VI, il s'agit d'une opération d'hématocèle par rupture de grossesse tubaire. Or, dans les renseignements fournis par la malade, on a noté ce qui suit. A chaque retard de règles de 3 à 4 jours habituels chez notre malade, celle-ci se donnait immédiatement une injection intra-utérine. La même manœuvre fut faite lors du dernier retard, et c'est depuis cette époque que, d'une part, les manifestations de grossesse s'accentuèrent, et que, de l'autre, les manifestations de tumeur annexielle se précisèrent. Il est admissible que l'on puisse penser à des phénomènes réflexes, la progression de l'ovule fécondé ayant été troublée et la grossesse ayant pu alors se développer *in situ*.

Nous avons maintenant à étudier les diverses modifications apportées à la trompe par le produit de fécondation qui s'y fixe.

La grossesse tubaire vraie est la variété la plus fréquente. Elle comprend elle-même deux variétés : ampullaire et isthmique. C'est la première que l'on observe le plus communément.

La circulation tubaire subit de grandes modifications au point d'implantation de l'œuf. La trompe se gonfle, devient turgescente, ses vaisseaux augmentent considérablement de volume, elle devient pesante et tend à s'infléchir jusque dans le cul-de-sac postérieur. Les flexuosités s'accusent davantage, surtout au niveau des deux pôles de l'œuf. Les parois de l'organe s'hypertrophient, le tissu conjonctif s'œdématie et une réaction leucocytaire se produit. Les fibres de la tunique musculaire sont dissociées par places. L'œuf devient alors bientôt en rapport presque direct avec le péritoine.

Comme dans la grossesse utérine normale, les enveloppes de l'œuf tubaire sont : une caduque, un chorion, un amnios.

La caduque tubaire est nette. La caduque ovulaire ou réfléchie serait, pour les uns, d'origine maternelle (Cornil), pour les autres d'origine fœtale. Ces derniers avec Couvelaire nieraient donc l'existence même de cette caduque.

Quant à la caduque inter-tubo-placentaire, elle est très discutée.

Le chorion est identique à celui de l'œuf ordinaire.

L'amnios ne présente rien de spécial, sinon la petite quantité habituelle de son liquide.

Quelle sera l'évolution de la grossesse extra-utérine tubaire ? D'une façon générale elle n'arrive pas à terme sans accidents, et assez souvent vers le 3e mois au plus tard, elle est le siège de transformations dont les principales aboutissent, ou bien à un hématosalpinx, ou à un avortement tubaire, ou à une rupture tubaire.

L'hémato-salpinx est produit par l'interruption simple de la grossesse due au décollement de l'œuf. Ce dernier meurt sur place, n'étant plus nourri, et cè phénomène se traduit par la formation d'une collection hématique dans le canal tubaire distendu, d'où le nom d'hémato-salpinx.

Dans quelques cas, celui-ci se complique soit d'avortement tubaire, soit de rupture de la poche foetale et d'hémorragie.

L'avortement tubaire est bien connu depuis les travaux de Cestan, Tilliet et Taylor, si l'on en croit Kutzner et Fehling, ce serait un accident fréquent, et il faudrait lui attribuer la plus grande part dans la production des hématocèles. Nous verrons à quelles considérations prête cet avortement tubaire au point de vue qui nous occupe.

Couvelaire (*Thèse de Paris,* 1901) attribue la rupture tubaire à ce qu'il appelle « l'apoplexie ovulaire ». Tout d'abord, en effet, il se produit une congestion des organes génitaux à propos d'une excitation sexuelle, ou au moment de la ponte menstruelle. Surviennent à ces moments-là des contractions dans la tunique musculaire de l'organe, et l'amincissement de la paroi de la trompe. Un traumatisme plus fort ou un voyage pourront ajouter leurs effets. Nous allons étudier dans la suite les conséquences de cette hypérémie.

1° Au niveau du point où le contenu ovulaire se fixe à la paroi interne de la trompe, la paroi de l'œuf présente une épaisseur moindre.

Lawson-Tait a beaucoup insisté sur ce fait que c'est au niveau du placenta que la paroi de la trompe est le moins épaisse (*Lectures on Ectopy Pregnancy*, 1888).

Cette disposition est commune à tous les cas de fixation de l'œuf fécondé et fixé dans le canal tubaire. Les modifications subies par la paroi de la trompe fécondée affectent des formes très irrégulières, et, à côté de région où la paroi de la trompe ne semble pas avoir subi de modifications dans sa structure histologique et dans son épaisseur on trouve des points constitués uniquement par du tissu conjonctif en faible quantité.

Couvelaire a décrit soigneusement encore des points où ce ne sont plus des modifications dans le tissu musculaire et dans la vascularisation de la paroi tubaire qui se produisent, mais des « apoplexies interstitielles siégeant entre la capsule de l'œuf et la paroi, ou au sein même de la paroi.

A l'endroit où a lieu cette apoplexie et autour d'elle, dans le tissu conjonctif qui forme en quantité minime la paroi de la trompe, on trouve quantité de petits points hémorragiques compris entre la paroi tubaire et la membrane de l'œuf. Dans les quelques pièces que nous avons eu l'occasion de voir, nous avons trouvé, au niveau du point de rupture de la trompe, un caillot sanguin, tantôt encore rutilant, tantôt commençant à s'organiser, selon la date de l'accident et qui semblait avoir occupé, dans la région où la rupture avait fait son œuvre, la place de la paroi tubaire elle-même. On conçoit que cette substitution, en admettant même qu'elle puisse durer assez longtemps pour permettre au péritoine adjacent de produire des fausses membranes tout autour du caillot, sera insuffisante à créer une barrière assez solide, et que, pour une cause quelconque, c'est en ce point faible que le kyste foetal se rompra. Ce mécanisme a reçu le nom de « rupture cachée » que Muret lui a donné et qui montre bien ce que l'on doit entendre par là.

2° Au niveau du pôle libre de l'œuf. C'est le sang des espaces intervilleux, au moment où se produit l'hyperémie ovulaire, qui passe, en transsudant dans le calibre de la trompe. Quand le siège de l'œuf se trouve être le pavillon de la trompe, par exemple, ou un point très voisin du pavillon, le sang s'écoulant ainsi ne trouve aucun obstacle à filer plus loin et s'écoule dans l'abdomen en formant une hématocèle. Mais quand la transsudation du sang a lieu dans un point de la trompe comme la portion isthmique, où le calibre du canal tubaire est irrégulier, a un trajet sinueux, on conçoit que le liquide hémorragique, trouvant un obstacle à son écoulement, stagne dans ce lieu et finisse par disséquer lentement la membrane ovulaire ; c'est alors que la paroi tubaire étant amincie du fait de sa distension même par son contenu, cédera et qu'une rupture se produira.

Selon Mme O. Stroganoff, les villosités choriales et leurs produits jouent, par le fait de leur pénétration à travers la paroi tubaire, un rôle assez important dans la pathogénie des ruptures de la trompe gravide.

Tels sont donc les différents modes de rupture de la paroi tubaire, et d'après eux, on peut concevoir que fatalement, dans la plupart des cas, il est naturellement impossible qu'une grossesse tubaire arrive à terme, et même qu'elle dépasse quelques mois dans son évolution.

DES DESTINÉES DE L'ÉPANCHEMENT SANGUIN DANS LE PÉRITOINE.

Quand la grossesse tubaire est rompue ou qu'il s'est produit un avortement tubaire, qu'arrive-t-il ? Le sang s'épanche dans le péritoine, ou exceptionnellement entre les feuillets du ligament large. C'est dans ce cas que se forme l'hématome du ligament large, appelé encore pseudo-hématocèle. Sans nous occuper de traiter à nouveau de la cause de l'épanchement, en admettant les exceptions formulées par nous au moment où nous étudiions la grossesse, qu'arrive-t-il du seul fait de l'épanchement sanguin dans le péritoine ?

Le sang épanché se comporte dans le péritoine de différentes façons. Nous allons à présent passer en revue les modes de cette évolution.

Le sang reste liquide.

Il se résorbe.

Il s'enkyste. Tels sont ses trois états.

1° **Le sang reste Liquide.** — C'est au début de cette forme d'hémorragie appelée par Barnes « hématocèle cataclysmique » que nous assistons. Elle débute par tous les signes d'une hémorragie interne ordinaire avec douleur vive et brusque dans l'abdomen, pâleur, hypothermie, syncope, péritonisme, troubles respiratoires, digestifs, etc.

La quantité de sang varie dans les épanchements les plus considérables de 1.000 à 1.500 grammes. Quelques auteurs parlent d'épanchements de 3 et même 4 litres. Le sang occupe alors tout le petit bassin, les fosses iliaques et soulève les anses intestinales avec l'épiploon. Il arrive jusque sous le diaphragme, derrière le foie et l'estomac. La question du siège qu'occupe le sang est controversée. Les uns prétendent qu'il occupe la partie superficielle de la cavité abdominale, les autres disent qu'il occupe uniquement les parties déclives. La question de savoir s'il y a ou non de la matité dans les flancs n'est pas admise par tous.

Si l'intervention est faite de très bonne heure, on trouve le sang liquide et rutilant ; une fois celui-ci épongé, on découvre le point sanglant qui est la section tubaire même. On assiste ainsi fort bien, comme nous avons pu le faire plusieurs fois, à un suintement sanguin continu, plutôt qu'à une véritable irruption saccadée. Si l'on intervient plus tardivement, le sang est partiellement coagulé.

Les caillots occupent la partie inférieure de l'abdomen, et principalement le Douglas. La partie encore liquide a une teinte brunâtre ou jaunâtre, qui contraste avec celle très rouge des épanchements sanguins récents. Quelles peuvent être les causes qui favorisent la persistance de l'état liquide du sang et qui l'empêchent de s'enkyster ? Ce sont tout d'abord toutes les raisons qui empêchent le repos absolu de la malade. Vomissements, mouvements même légers, changement de position dus au transport à l'hôpital, etc...

Ici, il nous faut dire quelques mots de la théorie de la pression hémostatique exercée sur l'épanchement sanguin par les muscles de l'abdomen et par le diaphragme.

A la suite d'une hémorragie abondante, on s'explique mal, dans certains cas, que la mort ne soit pas survenue très vite, et que, au bout de plusieurs jours même, un dénoûment fatal ne se soit pas produit. On a pensé que, peut-être, grâce à des syncopes répétées, ou mieux encore par la pression exercée sur la cavité abdominale et son contenu par les muscles droits et diaphragme, l'irruption du sang et son suintement étaient entravés et même arrêtés complètement.

D'autre part, des expériences sur des lapins ont été pratiquées en Allemagne par Skutsch et relatées dans le *Zentralblatt für gynakologie*, n° 17, 1906. Ces expériences avaient pour but de reproduire des hématocèles identiques à celles de l'espèce humaine et de réaliser un épanchement sanguin persistant dans le péritoine.

Or, voici en substance le résultat de ces expériences : Skutsch plaçait des lapins pendant 24 heures dans des caisses spéciales en leur maintenant la tête soulevée, il empêchait l'action du péristaltisme intestinal avec de l'opium ou par ligature. La plus grande partie de l'épanchement sanguin artificiellement provoqué a toujours été résorbée en peu de temps. Le résultat a été le plus satisfaisant quand l'auteur, par des laparotomies répétées, a tenu compte du fait que, dans la formation des hématocèles il s'agit certainement d'hémorragies répétées. Lorsque, vingt-quatre heures après la première opération, l'auteur provoquait une nouvelle saignée, il obtenait décidément des caillots plus volumineux que dans d'autres conditions. Sur onze expériences, il a obtenu sept fois un résidu sanguin plus considérable. Il paraît donc que la formation des hématocèles est liée étroitement au mécanisme des saignées. A ce point de vue, les recherches de l'auteur donnent de précieuses indications pour des recherches ultérieures (*Semaine gynécologique*, janvier 1907).

Il est bon, en tous cas, de remarquer que la question de l'abondance de l'hémorragie n'est pas tout. On sait fort bien qu'une hémorragie, même peu abondante, consécutive à une rupture ou à un avortement tubaire, peut déterminer la mort, et plusieurs observations ont été publiées dans lesquelles, à l'autopsie, la quantité de sang trouvée était minime, et peu en rapport avec l'aspect clinique bruyant des accidents hémorragiques.

2° Le sang s'enkyste. — Voyons maintenant ce que l'on peut dire du phénomène de l'enkystement. Cestan fait intervenir dans ce travail deux facteurs principaux : L'inflammation de la séreuse péritonéale aboutissant à la formation d'adhérences, et la lenteur de l'écoulement sanguin.

Examinons d'abord au bout de combien de temps se forme la membrane et dans quelles conditions elle se forme. On conçoit que l'exploration chirurgicale ne puisse pas toujours donner les renseignements que l'on pourrait en attendre. Aussi s'est-on efforcé, par des travaux de laboratoire tendant à reproduire le plus exactement possible les cas à étudier, de surveiller de près la marche de l'enkystement. Entre autres recherches, il convient de parler de celles entreprises par Maënnel, relatées dans le *Zent. f. gynakologie*, 1907. Dans les constatations qu'il fit sur un certain nombre de grossesses tubaires ayant donné lieu à un avortement et par suite à une hématocèle, il nota les observations suivantes : Si, par sa présence dans la cavité tubaire, l'œuf fécondé a déchiré un vaisseau, le sang s'épanche dans l'espace compris entre sa poche et la paroi muqueuse de la trompe. Dans les cas où cet épanchement sanguin est de petit volume et se fait doucement, le processus d'enkystement a le temps de se produire. Des débris de la région tubaire décollée et adjacents au vaisseau lésé se mêlent au coagulum et le recouvrent. L'organisation de l'enveloppe fragile ainsi constituée s'opère peu à peu, et cette enveloppe se trouve doublée de tissu conjonctif. De sorte que, si la collection hématique produite par ces phénomènes se décolle, elle peut franchir la trompe, qui tentait de l'arrêter, au point le moins résistant de celle-ci. A ce moment, elle n'est plus simplement hématique, mais formée par du sang transformé, organisé et limité déjà par une membrane. Cette membrane, comme l'auteur des expériences l'a constaté, est. formée par des débris des tissus de la paroi tubaire. Le travail d'enkystement préalable explique pourquoi, dans la suite, la collection sanguine peut avoir de plus en plus tendance à l'isolement. En effet, des adhérences ne tardent pas à se produire, et, étant donnés les rapports intimes des différents organes pelviens, le péritoine qui recouvre l'utérus et la vessie s'accole aisément aux productions adhésives de la région tubaire et du ligament large.

Quoi qu'il en soit, la membrane se présente sous des aspects variés. Elle change beaucoup, selon les malades, en épaisseur, friabilité, forme, etc.

Si on a l'occasion de pratiquer l'autopsie, voici en général ce que l'on trouve. Entre les anses intestinales, on observe une infiltration séreuse ou plus encore, des adhérences souvent considérables, donnant lieu à une véritable tumeur englobant les viscères pelviens. Ces adhérences, comme nous le verrons, sont capables de donner lieu à des accidents d'une gravité extrême.

Dans ces cas, se pose véritablement une question de traitement de la plus grande importance. Il faut, de toute nécessité, opérer ces cas pour lever les obstacles, principalement des occlusions intestinales, tout en sachant parfaitement les difficultés qui surgiront pendant toute l'intervention.

Notons encore, et ceci a une importance capitale au point de vue du diagnostic, ce qui a trait au siège de l'épanchement enkysté : Tout d'abord on sait, pendant toute la période durant laquelle le sang est libre dans l'abdomen, combien il est difficile de reconnaître toujours sa présence, à moins qu'il ne soit en quantité exceptionnelle.

Une fois celui-ci enkysté, on a raison de croire que le lieu qu'il occupe dans la cavité péritonéale sera plus facile à déceler. Nélaton avait pensé que le foyer le plus fréquent d'enkystement du sang était le cul-de-sac postérieur ou de Douglas, et il avait employé le terme d'hématocèle rétro-utérine pour caractériser cette collection.

On s'est rendu compte encore depuis qu'on pratique des interventions couramment, qu'il y a des hématocèles pour ainsi dire inaccessibles au toucher vaginal.

On s'est aussi que si l'enkystement se fait le plus souvent dans le cul-de-sac postérieur (voir observations), il se fait quelquefois également dans le cul-de-sac antérieur (voir observations), et aussi au milieu de la masse intestinale.

Ce point explique la difficulté de reconnaître et la nécessité de pas s'arrêter à cette considération en présence de phénomènes qui commandent l'intervention.

3° Le sang liquide peut-il se résorber ? — Même lorsque l'on a senti des caillots dans le cul-de-sac postérieur, on peut assister à sa résorption. Cette résorption peut être considérée comme une évolution régulière sinon fréquente, comme on le croyait autrefois, de l'hématocèle. Ce travail s'accompagne souvent d'élévation de température et d'accélération du pouls. La pratique qui consiste à attendre la résorption pour traiter l'hémorragie perd du terrain tous les jours. D'une façon générale, les chirurgiens sont unanimes à déclarer qu'il ne faut plus attendre en pareil cas ou attendre le moins possible.

Peut-on dire que, dans le cas de résorption, il existe à coup sûr une membrane néoformée, autrement dit, la résorption entière est-elle possible telle que, sans enkystement préalable?

Un certain nombre d'auteurs et observateurs ont rapporté des faits de résorption où on n'avait pas constaté de travail d'enkystement. Cependant il paraît difficile d'affirmer par la simple constatation clinique la présence ou l'absence d'un travail d'enkystement. Si l'intervention ne vient pas éclairer le diagnostic, on peut toujours se demander, dans les cas douteux, si, vraiment, il y a bien eu une quantité de sang notable dans le péritoine, alors que, par une laparotomie, on retrouve à peine quelques caillots. D'autre part, la marche de la résorption, aidée par la formation d'une membrane isolant le sang du reste de l'abdomen, ne se fait pas toujours avec la régularité que l'on pourrait attendre. Pour Lawson Tait, la formation d'une néo-membrane d'isolement n'est pas chose fréquente. Poncet a pratiqué des expériences dans lesquelles il démontre que le principal obstacle à la formation d'une membrane d'isolement est l'état lisse de la séreuse péritonéale qui n'a pas subi de poussées inflammatoires. Dans sa thèse, Glénard montre que l'épithélium sain du péritoine joue le rôle d'endothélium vasculaire pour maintenir le sang à l'état liquide.

Enfin, dans les cas surtout où l'hémorragie a pour cause la rupture d'une trompe gravide, quand bien même un travail d'isolement serait commencé, qui tendrait à aboutir dans un temps même relativement court à une résorption, on pourrait toujours craindre de nouveaux accidents hémorragiques qui détruiraient le travail des premiers jours.

Il n'est pas du tout sûr non plus qu'il y ait un rapport entre la cause de l'hémorragie et sa résorption. On est habitué à considérer que le petit épanchement consécutif à un avortement tubaire se résorbe souvent. Si l'on fait abstraction de cette considération de la syncope réflexe dont nous avons parlé, on ne peut guère établir une proportion entre l'hématocèle et sa cause.

Beaucoup de petites hématocèles consécutives probablement à de petits épanchements hémorragiques tubaires, nous le savons, n'ont pas justifié de suite les présomptions que l'on pouvait avoir. De même un avortement tubaire peut lui aussi entraîner la mort soit avec une hémorragie très minime, soit avec une hémorragie très abondante.

M. le Docteur Brin a publié dans les *Archives médicales d'Angers* (20 mars 1907) le récit d'une opération d'urgence extrême à laquelle j'ai assisté. Au cours de la laparotomie voici ce que l'on trouva. « Au milieu d'une quantité énorme de sang et de caillots, un œuf apparaît sorti d'une trompe distendue mais ne portant aucune trace de rupture. La pièce ne fut malheureusement pas conservée. La malade était littéralement ensangue et donna à plusieurs reprises les plus grandes inquiétudes pendant l'intervention conduite cependant d'une façon très rapide. »

Nous venons de voir que la rupture de grossesse ectopique tubaire entraînait la production d'épanchements sanguins variés dans le péritoine.

Bien que ce que nous allons dire maintenant ne rentre pas d'une façon absolue dans le cadre de cette thèse, nous ne voulons cependant pas aller plus loin sans mentionner de nouveau, surtout au point de vue symptomatologie, l'hématocèle extra-péritonéale ou intra-ligamentaire qui nous paraît bien liée, comme l'autre forme, le plus souvent à la rupture d'une grossesse tubaire.

Dans la *Semaine gynécologique* (18 décembre 1906) est rapportée l'observation intéressante d'une malade opérée par MM. Lyon-Caen et Pichevin, qui donne un exemple d'hémorragie avec hématocèle péri-annexielle. Dans le cas particulier, on est en présence d'une hématocèle extra-péritonéale, mais ne présentant pas le type intra-ligamentaire, puisqu'elle était comprise entre le ligament large, d'une part, et des fausses membranes péritonéales, d'autre part.

Le diagnostic de grossesse tubaire fut porté et contrôlé par l'intervention, mais l'épanchement sanguin, au lieu d'occuper l'espace compris entre les deux feuillets du ligament large, était collecté dans une « loge formée par l'épiploon très mince, d'une part, et, d'autre part, par quelques adhérences inflammatoires au corps de la vessie, à la paroi abdominale, à la paroi pelvienne, au feuillet postérieur du ligament large et à la face postérieure de l'utérus. Cette loge factice contenait la trompe gravide et l'ovaire. C'est dans son intérieur que le sang venant de la trompe s'était épanché et se trouvait enfermé ». La trompe n'était rompue en aucun point, mais l'avortement tubaire qui avait produit l'hémorragie, avait eu lieu à la fois par l'orifice externe et interne ou utérin de la trompe gravide, ce qui explique les métrorrhagies que la malade avait continuellement.

Deux autres observations d'hématocèles extra-péritonéales e intra-ligamentaires sont également relatées par *Duret* dans une Communication à la Société des sciences médicales (1906).

Dans la première intervention, motivée par des accidents péritonéaux et par la présence d'une tumeur volumineuse dans le cul-de-sac latéral droit, survenue rapidement, on trouva, en ouvrant l'abdomen, une tumeur sous-péritonéale. De ce côté, il était impossible de distinguer les annexes confondues avec la masse morbide de consistance ferme. « A la coupe, celle-ci, une fois enlevée, était constituée par une masse fibrineuse, gris rougeâtre, un peu feuilletée, ayant tout à fait l'aspect de celle que l'on rencontre dans les vieux anévrysmes, son volume était celui d'un gros œuf de dinde. »

Dans la seconde intervention, pour un cas analogue, on trouva, à l'examen de la pièce, une grossesse extra-utérine intra-ligamentaire, constituée par un caillot demi-fibrineux, la place de l'œuf avec le placenta et ses villosités. Cette grossesse était tubaire au surplus, car le kyste cruorique était coiffé par la partie externe de la trompe dilatée.

SYMPTOMATOLOGIE DES HÉMATOCÈLES INTRA-PÉRITONÉALES

Lorsqu'il s'agit d'hématocèle cliniquement constituée, les commémoratifs à rechercher sont donc à peu près nécessairement les symptômes de début de l'irruption sanguine que traduit l'interruption d'une grossesse tubaire par rupture. Les signes objectifs de l'hématocèle sont assez obcurs pour que l'on ne néglige pas des commémoratifs qui, étant donnée une tumeur pelvienne, sont de nature à éclairer les diagnostics les plus difficiles qui soient.

Les signes prémonitoires du début d'une grossesse comme l'augmentation du volume des seins, la pigmentation de l'aréole, l'écoulement de colostrum par le mamelon devront être *toujours* recherchés. D'autres signes tels que les douleurs pelviennes ont une grande importance. Ces douleurs sont dépeintes par la malade comme une « sensation de déchirement dans le ventre ». Quelquefois, elles trompent, soit par leur siège, soit par leur intensité variable. Elles en imposeront entre autres pour de l'appendicite, des coliques intestinales, des coliques hépatiques ou néphrétiques. Elles occupent tout le petit bassin ou même assez souvent une des fosses iliaques ou un des flancs. On les trouve encore occupant les lombes. Des irradiations vont intéresser les régions épigastriques et ombilicale, ainsi que les hypochondres. Couvelaire parle d'une sensation angoissante siégeant au niveau des insertions du diaphragme. La douleur apparaît et disparaît brusquement, ou bien elle peut persister longtemps, procédant par paroxysmes.

Très souvent, dit la malade, les souffrances, apres s'être légèrement atténuées, ont persisté. Puis à la suite d'un arrêt de règles quelquefois minime, celle-ci est prise de métrorragies. Au lieu d'être rouge vermeil comme dans les écoulements menstruels normaux, la couleur du sang a été quelquefois décrite comme roussâtre. Le médecin ou le malade observent aussi l'issue de membranes, de « peaux », tantôt pendant, tantôt après la crise douloureuse. Ces débris membraneux représentent une caduque.

Dans nos observations, ce sont presque toujours des troubles de la menstruation qui ont attiré l'attention. Lors même qu'il s'agissait d'hématocèle de date relativement ancienne, en cherchant avec soin dans les antécédents on trouvait, à un moment donné, un retard plus ou moins prolongé. A partir d'un certain moment, il se produisait sans doute l'arrêt de la grossesse accompagné de symptômes plus ou moins nets. Le sang n'apparaît pas alors sous forme de règles mais d'écoulement plus ou moins fréquent, coagulé, abondant, diversement coloré. Il convient ici de citer la règle de Pajot :

« Règles modifiées en cas de grossesse en qualité, régularité, durée, quantité. »

Les phénomènes qui accompagnent la terminaison de la grossesse au sens propre du mot sont souvent les plus difficiles à apprécier. La description qu'en a donnée Bouilly est sans doute type mais combien atténuée dans certains cas. « Le début, dit-il, est en général à grand fracas. Je l'ai caractérisé en disant qu'il y a « ictus péritonéal ». Douleur abdominable diffuse, extrêmement violente, quelquefois une sensation de corps étranger dans le ventre, syncope ou tendance à la syncope, refroidissement, pâleur de la face, anxiété des traits, rapidité et petitesse du pouls, vomissements et état comateux, tels sont les phénomènes ordinaires de la crise. Au bout de quelques heures, d'un jour, sous l'influence du traitement, ces premiers accidents s'amendent. Deux éléments. le péritonisme et l'hémorragie fournissent les éléments de ce tableau clinique effrayant. » Mais cette description est un type qui dans les cas d'hématocèle dont nous nous occupons, n'est jamais absolument réalisé. Nous avons presque toujours, dans les commémoratifs, une réduction de ces symptômes.

Au moment où l'épanchement sanguin se produit, on a observé assez souvent des troubles respiratoires. Ils ont été étudiés par Gauthier (*Thèse de Paris*, 1893). C'est d'abord de la dyspnée. Pour cet auteur, « elle est précipitée, la respiration est superficielle et liée à des phénomènes d'ordre réflexe ». Les malades ont en même temps une sensation d'étouffement, signalée par Lejars. « Ne peut-on penser, dit Aguinet (*Thèse de Paris*, 1903), que, non seulement l'influence réflexe est pour quelque chose dans cette dyspnée avec étouffement, mais encore que la diminution du champ de l'hématose se produisant brusquement, peut avoir une action considérable comme par exemple l'anémie bulbaire. »

Il est clair que de tels symptômes se produisant avec une pareille intensité ne sont pas observés dans le cas d'hématocèle déjà ancienne, mais la malade a pu présenter dès le début, au moment où le sang s'épanchait, des phénomènes analogues. De même, assez souvent, les signes d'une hémorragie interne existant encore ou ayant existé, sont patents. On pourra alors observer dès le début des accidents produisant l'hématocèle, de la pâleur des téguments, de la décoloration des muqueuses, des tendances à la syncope, des sueurs froides et visqueuses, la fréquence du pouls, le refroidissement des extrémités. La température baisse de 1 à 2° au début. S'il y a plusieurs crises, une élévation thermique peut se produire à chaque fois qu'il s'en produit une. Elle marque une réaction du péritoine et non une résorption de l'épanchement.

Des troubles de l'appareil digestif ont été également observés, ce sont des nausées, des vomissements bilieux ou alimentaires. Puis, un peu plus tard, apparaîtront des troubles intestinaux et de la constipation paraissant être sous la dépendance de la parésie intestinale. On a voulu rattacher ces troubles intestinaux à des adhérences péritonéales anciennes. On décrit également du ténesme rectal et vésical tantôt isolés, tantôt coexistants, rarement de l'anurie ou de la rétention d'urines.

En résumé, les principaux signes subjectifs que le médecin est à même d'observer au début d'une hématocèle sont très variables comme intensité et durée mais il est rare que son attention ne soit pas attirée par les douleurs abdominales plus ou moins vives, revenant à chaque instant, les symptômes d'hémorragie plus ou moins violente, la pâleur des téguments, la fréquence et la petitesse du pouls. On ne devra donc pas négliger l'étude de ces signes qui, dans les cas où l'examen physique est difficile ou peu probant, sera précieuse pour formuler un diagnostic.

Une fois ces accidents du début terminés, et la malade pouvant être examinée, il faut pratiquer l'observation des symptômes physiques. Tout d'abord le ventre est ballonné, augmenté de volume. On voit que la paroi abdominale est soulevée par une tumeur globuleuse arrondie, qui, pour Nélaton, serait rarement située sur la ligne médiane, mais s'inclinerait le plus souvent un peu à droite. On est parfois à même d'observer un léger œdème des membres inférieurs qui provient d'une gêne apportée à la circulation de retour par la tumeur pelvienne. Dans les premiers jours, pendant que le sang n'est pas encore complètement enkysté, on a de la peine à reconnaître son existence au moyen de la seule palpation. Le toucher combiné au palper sera plus efficace comme moyen d'exploration, mais bien souvent ne vaudra guère mieux. On doit rechercher la fluctuation par le refoulement en venant pousser avec la main appliquée sur l'abdomen le sang dont on sentira le choc par le doigt introduit dans le cul-de-sac postérieur. On observa aussi la déviation de l'utérus dont le corps se trouve reporté en avant et dont le col est appliqué derrière le pubis et haut situé dans les cas particuliers de collection du cul-de-sac postérieur.

Quelques jours plus tard, quand on palpe la région hypogastrique, on sent une tumeur arrondie et de volume variable, atteignant quelque fois et pouvant même dépasser l'ombilic. Siredey a signalé la forme de quelques cas exceptionnels dans lesquels l'hémorragie très abondante avait envahi les deux fosses iliaques et où la tumeur hématique avait pris la forme de cœur de carte à jouer. Les premiers temps, la tumeur est molle et fluctuante mais quand le sang contenu dans la poche se coagule, quand sa tension augmente, la dureté de la masse augmente aussi, et elle prend la consistance des tumeurs solides de l'abdomen.

Si l'on pratique le toucher vaginal, on trouve dans le cul-de-sac postérieur une masse globuleuse, de forme arrondie, régulière ou non, de volume égal à celui d'un œuf, d'une orange ou d'une tête de fœtus. Sa consistance est plus ou moins molle selon qu'on l'apprécie plus ou moins tardivement. Elle fait bomber la paroi postérieure du vagin et remplit parfois l'excavation. Quand le sang est collecté dans le cul-de-sac postérieur, cet examen doit pouvoir donner des renseignements précis, mais il n'en n'est pas toujours ainsi, et il existe des cas encore fréquents où l'étude des symptômes subjectifs, en particulier la douleur, constitue une notion précieuse pour le diagnostic. C'est ainsi que dans nos observations se trouve le cas d'une malade dont l'épanchement se trouvait développé en avant de l'utérus ; le col et le corps de l'organe se trouvaient reportés en arrière naturellement (Observation VIII). Le toucher vaginal donnait des renseignements si peu nets que l'on soupçonna plutôt que l'on diagnostiqua l'hématocèle antérieure.

Si le sang est toujours accumulé dans le petit bassin, le doigt introduit dans le rectum pourra sentir la présence d'une masse en avant ou sur les côtés de celui-ci. Le rectum se trouvera aplati par la collection sanguine, ce qui donne lieu à des troubles de la défécation dont nous parlerons dans la suite.

On a proposé également de combiner le toucher rectal au toucher vaginal, ce serait, paraît-il, un procédé plus certain que celui du palper abdominal combiné au toucher. En plaçant si l'on veut le spéculum, on constate quelquefois, d'après Puech, « l'issue par le col de mucosités incolores ou légèrement teintées de sang. Si l'orifice cervical est légèrement entr'ouvert, c'est un signe probable que l'hématocèle observée a pour cause une hémorragie tubaire ». De plus, la coloration de la muqueuse vaginale prenant ou non une teinte ecchymotique a un intérêt pour la distinction des hématocèles intra et extra péritonéales.

Si l'on examine la malade une dizaine de jours plus tard en moyenne, voici ce que l'on trouve dans les cas communs.

Si la grosseur ne s'est pas ouverte spontanément, elle a augmenté progressivement de consistance. Cette augmentation n'est pas toujours régulière, car, au toucher, on trouve par places et alternant entre eux, des points encore mous et dépressibles, et d'autres points durs au niveau desquels se trouvaient vraisemblablement des caillots déjà formés ou des dépôts de fausses membranes appartenant a la poche kystique. Trois semaines après, en général, la tumeur a pris une consistance uniforme, elle se présente comme une masse dure, pâteuse, donnant même l'impression d'un corps ligneux. Cette marche dans l'aspect physique de la collection sanguine est plutôt fréquente dans les hématocèles à évolution lente et progressive comme celles que nous nous proposons d'étudier surtout, que dans celles décrites par Wirchow et qui se produisaient au milieu d'anciennes pelvi-péritonites avec production de pachy-péritonite hémorragique.

ACCIDENTS ET COMPLICATIONS DUS A LA PRÉSENCE DE L'HÉMATOCÈLE

Les principaux accidents dus à la présence d'une hématocèle que nous nous proposons d'étudier ici seront surtout les accidents de compression, de transformation purulente par infection de voisinage, de perforation dans les viscères voisins et d'ouverture dans les voies naturelles.

Le ténesme et la constipation sont dus à la compression exercée sur le rectum ou la partie inférieure de l'S iliaque par la tumeur. Les accidents d'occlusion aiguë sont cependant rares, nous avons eu l'occasion d'observer des accidents d'occlusion subaiguë que présentait une malade opérée pendant notre internat à la clinique obstétricale.

Observation. — Après un retard de six semaines, Mme P., qui, pendant ce temps, n'avait en rien changé ses habitudes de travail et ne souffrait en aucune façon, commença à perdre de l'eau colorée de sang. Ces pertes durèrent une semaine. Puis pendant trois jours consécutifs, immédiatement après cette perte aqueuse, elle perdit du sang coagulé et cela pendant trois ou quatre jours. Ensuite, elle eut des douleurs abdominales très vives dans le bas-ventre. Depuis ce temps, la malade perd du sang tous les jours plus ou moins. En ville, ces pertes sont traitées par des injections qui ramènent du sang et, dit-elle, des débris de membrane non odorants. Dès ce moment, elle est obligée de prendre des lavements, *à cause d'une constipation opiniâtre.* Ces lavements donnaient issue à des matières dures et glaireuses. La veille encore de l'intervention, motivée principalement par cette occlusion subaiguë, la malade avait l'abdomen ballonné et distendu, souffrait beaucoup dans le rectum et on était obligé de pratiquer le curage rectal pour retirer quantité de scybales d'une dureté extrême. L'intervention, pratiquée le lendemain, vérifia les présomptions de l'examen clinique.

Les phénomènes de compression rectale peuvent se changer en troubles plus graves. Il peut se produire une propagation de l'infection de la poche kystique à la paroi rectale, celle-ci finit par se perforer et on voit le contenu hématique s'évacuer par cette voie. Ceci entraîne naturellement les conséquences d'infection pour l'hématocèle et le péritoine, que nous aurons l'occasion de traiter ultérieurement.

Dans la *Semaine médicale* (n° 1, 1886), un cas intéressant d'hématocèle donnant des accidents aigus d'occlusion complète, relaté par Prengrueber et Vincente, mérite d'être rappelé. Tous ces faits démontrent que les accidents dus à la promiscuité de l'hématocèle et du tube intestinal sont de ceux qui peuvent devenir brusquement d'une extrême gravité. Bien qu'elle soit intéressée plus rarement, la vessie n'est pas exempte non plus des dangers de compression. Des cas de néphrite entraînant même de l'urémie ne sont pas très fréquents, mais on sait qu'il existe de telles complications.

L'utérus se trouve, dans le cas particulier d'hématocèle rétro-utérine, resserré entre la tumeur et le pubis. On a alors des écoulements sanguins dus à la compression de l'organe et aux troubles circulatoires qui en résultent. La compression des vaisseaux et en particulier des veines amènerait de l'œdème des membres inférieurs et du vagin qui fait saillie entre les grandes lèvres. Les plexus lombaire et sacré comprimés sont le siège de névralgies occupant le trajet des nerfs sciatique et crural.

La maladie restant stationnaire pendant longtemps, subit par moments des modifications légères liées aux époques menstruelles. A ces périodes, la tumeur paraît augmenter quelque peu, étant donné de plus, que, dans ces hématocèles stationnaires, les parois de la poche ne sont guère plus épaisses au bout de plusieurs mois qu'au début, la tension s'exagérant dans le contenu hématique et dépassant la résistance de son enveloppe, il peut se produire une rupture du kyste avec irruption du sang épanché dans le péritoine, d'où accidents de péritonite. D'autres fois c'est une suppuration de la poche hématique qui amène des accidents péritonéaux localisés à la région du kyste.

L'infection de la poche peut fort bien s'expliquer par la promiscuité qu'elle affecte souvent avec l'intestin et avec la flore microbienne de celui-ci. « Cette infection, dit Brindeau, est très fréquente dans la rétention de fœtus ectopique et l'on doit toujours la craindre lorsqu'il s'agit d'une rétention datant de plusieurs mois ou de plusieurs années, et n'ayant donné naissance à aucun accident jusqu'alors. Une fois déclarée, elle se développe très vite dans cette poche, qui ne contient que des tissus morts, et la putréfaction ne tarde pas à se produire. »

Quand l'infection se localise au kyste, on assiste à tous les signes d'une infection généralisée, et si l'on n'intervient pas, la femme meurt de septicémie aiguë ou chronique. Si, au contraire, les microbes gagnent les lymphatiques péritonéaux, il se produit une péritonite généralisée rapidement mortelle.

Quand la poche hématique suppurée s'ouvre dans le rectum, des troubles dysentériformes apparaissent. On a dénommé ce symptôme morbide « entérite glaireuse ». En effet, il s'écoule, en même temps que les selles, une grande quantité de liquide noirâtre, grumeleux ressemblant à de la gelée ou a de la mélasse.

Dès ce moment, la tumeur subit une transformation s'opérant de deux manières. Ou bien elle s'affaisse complètement et guérit, ou bien si l'écoulement se fait lentement, si le kyste étant préalablement relié à l'intestin par des adhérences assez étroites, se rompt, il peut s'établir une communication fistuleuse, ne se fermant pas et amenant enfin une infection de la poche kystique par les matières et microbes du gros intestin. D'où péritonite suraiguë qui peut tuer le malade. Le point d'ouverture de la tumeur dans l'intestin est variable, celle-ci dépend du point où les adhérences se sont le plus accentuées.

L'ouverture dans le vagin est plus rare que l'ouverture dans le rectum. Le plus souvent il se fait une ouverture simultanée dans ces deux organes avec effondrement de la cloison recto-vaginale. De même la communication du kyste avec la vessie n'est pas commune. Elle donne lieu à des accidents d'infection des voies urinaires aboutissant à des pyélites, pyélo-néphrites àscendantes et finalement à de l'urémie. Enfin, on a signalé des cas ou l'ouverture se faisait à travers la paroi abdominale elle-même. Le plus souvent le pus tombe avant dans la cavité péritonéale ce qui interrompt le drainage possible par la paroi abdominale en déterminant une péritonite et toutes ses conséquences.

Nous venons de voir les différentes complications importantes dues à la présence d'une hématocèle nettement enkystée dans le péritoine. Nous ne pouvons terminer ce chapitre des accidents et complications des hématocèles sans rappeler ce qui se passe quand le sang n'a pas de tendance à s'enkyster. Dans de nombreux cas, et principalement à la suite d'une rupture de grossesse tubaire, le sang fait irruption dans le ventre en telle abondance et si brusquement qu'il ne s'enkyste pas. L'hémorragie affecte alors une forme à poussées successives, le péritoine n'ayant pas le temps de former une barrière de fausses membranes autour du foyer de l'hémorragie.

Quand il n'existe pas d'adhérences, le palper bimanuel révèle la présence du liquide libre dans l'abdomen, dune tumeur fluctuante non limitée en haut à la région ombilicale, ou même épigastrique. Dans le vagin, existe une double cloison recto-vaginale qui vient faire saillie sous la paroi de cet organe jusqu'à 5 centimètres de la vulve. Au début on perçoit de la fluctuation, puis plus tard de la résistance élastique, une sensation de « neige poissée » décrite par Pozzi, et produite par le conflit des caillots. Plus tard encore, la consistance de la tuméfaction vaginale présente des alternatives de dureté et de mollesse. La coloration du vagin finit par devenir ecchymotique.

Au point de vue thérapeutique, que l'enkystement se fasse ou non, qu'il ait même lieu avec plus ou moins de rapidité, nous voulons insister sur ce point que la question de différer l'intervention dans l'un ou l'autre cas ne doit pas se poser. Nous savons que l'opération est toujours indiquée, et nous avons eu l'occasion d'assister déjà à de nombreuses interventions, faites quelques-unes *in extremis* et qui ont donné cependant de bons résultats. Quand l'épanchement n'a pas amené la mort il s'enkyste ou se résorbe. L'évolution de l'hématocèle se constitue.

Les phénomènes dont nous avons parlé se produisent, mais le chapitre des complications restent toujours ouvert avec, plus souvent qu'on ne le pense, la mort lointaine comme échéance.

DIAGNOSTIC

Nous rappellons brièvement pour la commodité ou diagnostic les principaux symptômes qui marquent l'apparition d'une hématocèle. Nous avons vu que la forme cataclysmique appelée hématocèle cataclysmique par Barnes est rare, le plus souvent le médecin appelé auprès d'une malade qui est sous le coup d'une hématocèle apprend de l'entourage ou de la femme elle-même qu'après une violente douleur dans un point quelconque de l'abdomen, plutôt dans une fosse iliaque, et une perte de connaissance plus ou moins longue, les phénomènes syncopaux et le shock se sont amendés. Il constate, à mesure qu'il prolonge son séjour auprès de la malade que son faciès devient peu à peu moins anxieux que le pouls devient moins fréquent et plus plein. Cependant cette marche vers l'amélioration ne se produit pas toujours telle que. Il lui faut un certain temps, plusieurs jours même si l'on n'est pas intervenu chirurgicalement. Le pouls ne s'améliore pas sensiblement, la pâleur des téguments et l'hypothermie persistent dans ces circonstances, la préoccupation unique du médecin qui a déjà posé son diagnostic d'épanchement sanguin en voie d'enkystement dans la cavité abdominale doit être la crainte du retour de nouveaux accidents hémorragiques prévenant la formation secondaire d'une poche kystique suffisamment résistante. Quand les événements tournent au mieux pour la malade le diagnostic de l'hématocèle sera confirmé par la constatation des symptômes physiques dont la recherche sera possible une fois les accidents des débuts dissipés. Le pouls a repris sa force à peu près complètement et, quand on palpe l'abdomen, on ne rencontre plus la résistance que les muscles droits opposaient les premiers jours. On peut alors pratiquer la palpation profonde et la percussion de l'abdomen qui aident à délimiter ou à déceler la tumeur enkystée. Nous avons vu que, dans les cas les plus ordinaires, où le sang se collecte dans le cul-de-sac postérieur le toucher vaginal trouve dans le cul-de-sac de Douglas une grosseur de volume variable. Celle-ci commence par être très dure ou, en tous cas, résistante, puis au bout de quelque temps elle présente une sensation de mollesse inégale.

Mais tous les cas d'hématocèle ne sont pas aussi nets pour l'examen clinique, et les cas, ne sont pas rares ou le diagnostic devra être discuté. On le débattra surtout, tant au point de vue des signes fonctionnels que physiques avec diverses affections, telles que les fausses couches, la rétroversion d'utérus gravide des tumeurs salpingiennes entre autres l'hémato-salpinx et les torsions et rupture de pédicule ovarien. Dans les cas d'hématocèle extra-péritonéale une confusion avec une hématocèle intra-péritonéale est de peu d'importance au point de vue du traitement, car dans l'une comme dans l'autre, le diagnostic comporte l'intervention. Voyons donc maintenant ces principaux points de diagnostic différentiel.

Examinons d'abord le cas où il peut y avoir hésitation entre une fausse couche et une hématocèle. Dans un certain nombre de cas le toucher vaginal peut renseigner le médecin d'une façon très nette. Si le doigt rencontre, sortant du col ramolli et entr'ouvert, un œuf, ou même un débris de placenta avec caillots sanguins, le diagnostic ne pourra guère être hésitant. Si l'on ne trouve pas cette signature évidente de la fausse couche, il faut chercher, si oui ou non l'utérus de la malade était gravide. Dans les cas ou l'hématocèle est le fruit de l'interruption d'une grossesse ectopique tubaire, on conçoit les difficultés qui surgissent quand on se demande si l'œuf est sorti des organes génitaux par le vagin ou par la trompe rompue.

Au début les commémoratifs de la gravidité sont identiques dans les cas de grossesse utérine et extra-utérine. Dans les deux cas il y a suppression des règles. Tous les autres phénomènes concomitants avec le début d'une grossesse existent. Il est donc nécessaire de voir si la grossesse était assez avancée pour que le volume de l'utérus renseigne clairement sur la production des phénomènes observés. Dans les cas ou la fécondation est de date récente, il n'est pas toujours facile d'établir une distinction. Cependant, les symptômes généraux et entre autres les phénomènes douloureux et syncopaux sont plus considérables dans l'hémorragie tubaire que dans la fausse couche. Au bout de quelques jours et pendant le temps qui suit immédiatement l'apparition de la crise, il faut chercher si on ne trouve pas dans le vagin ou dans les liquides des injections, certains débris sortant de la matrice. Ces débris seront des caillots souvent en quantité notable, des morceaux de membranes ou quelques cotylédons retenus jusque-là dans le col ou dans la cavité utérine.

On voit que le diagnostic différentiel entre l'hématocèle par rupture de grossesse extra-utérine et la fausse couche n'est pas chose facile dans tous les cas et que l'examen des malades nécessite une très grande circonspection. Pendant notre séjour dans le service de la Maternité nous avons eu l'occasion de voir et d'étudier entre autres deux malades que toutes deux en imposèrent au début pour être atteintes de fausses-couches. L'intervention permit de voir que, dans le premier cas, les accidents étaient le fait d'une rupture tubaire, et, dans le second d'une rupture et d'un avortement intéressant la même trompe. Ces deux observations intéressantes furent publiées dans le numéro d'octobre 1906 de la *Revue pratique de Gynécologie d'obstétrique et de pédiatrie*. Voici d'une manière succincte l'histoire de ces malades.

Observation. — 1° Mme F..., 30 ans, entre le 25 juin 1906, à la Maternité. Ses règles de mai n'ont pas paru, son entrée à l'hôpital fut motivée par des douleurs et des vomissements, consécutifs à une hémorragie considérable qui la prit la veille. Le diagnostic de fausse couche a été fait par le médecin qui la voit en ville et elle est amenée dans le service du Dr Boquel.

A l'examen, sensibilité grande dans l'abdomen et dans les culs-de-sac, quand on touche la malade. L'utérus est un peu gros, le col mou et entr'ouvert. Pas d'élévation de température. On pense à une fausse couche. Traitement médical, injections antiseptiques chaudes, les douleurs abdominales persistent.

Le toucher vaginal, pratiqué dans les premiers jours de juillet, permet de trouver dans le cul-de-sac droit une grosseur douloureuse, arrondie, assez régulière et semblant indépendante de l'utérus. Le diagnostic de grossesse tubaire est alors porté et on décide d'intervenir. Le lendemain, la malade expulse un débris de membrane à la suite de coliques violentes. Pas d'élévation de température pendant toute cette période, mais des modifications surviennent dans l'aspect de la tumeur pelvienne. Des phénomènes douloureux se montrent à gauche de l'utérus quand on palpe l'abdomen et quand on pratique le toucher.

A l'opération, on trouva des adhérences épiploïques, des caillots dans le petit bassin, et une trompe droite volumineuse et bosselée, pleine de sang, adhérente au péritoine pelvien. Quelques adhérences du côté de la trompe gauche.

Quand on examine la pièce, on voit que l'on est en présence d'un avortement tubaire ayant concordé avec l'expulsion de la membrane mentionnée plus haut. Une déchirure légère existe aussi sur le fond de la portion tubaire dilatée. On ne peut dire si elle a été produite ou non par l'extirpation de la tumeur ou par des accidents pathologiques (v. Obs. III).

***

Observation. — « L'autre cas est celui d'une jeune femme de 23 ans entrée dans le service au mois d'octobre 1905 après un retard de règles de cinq mois environ. Elle est prise tout d'un coup de douleurs très vives dans l'abdomen, suivies d'expulsion de caillots. Le diagnostic du médecin est celui ci : fausse couche attribuable à des manœuvres abortives. La malade entre à l'Hôtel-Dieu, exsangue et souffrant énormément du ventre. L'utérus est gros et douloureux, le col à peine entr'ouvert et le toucher révèle une douleur vive dans les culs-de-sac. Les injections ramènent des lochies sentant mauvais. On pense à des accidents plus graves que ceux d'une fausse couche étant donnés les phénomènes douloureux, les vomissements, le pouls fréquent et petit et tout le cortège des symptômes péritonéaux. On décide d'intervenir et on trouve ce qui suit. Une grande quantité de caillots dans l'abdomen, la trompe droite est dilatée et rompue, elle atteint le volume d'un œuf. »

D'après ces observations on voit qu'il faut tenir un très grand compte des symtômes douloureux, tant accusés par la malade quand on l'interroge, qu'au moment où l'on explore les culs-de-sacs.

D'après ce que nous avons vu au sujet de ces deux malades il nous apparaît comme extrêmement important de rechercher ces signes.

Indépendamment de ces recherches, comme l'on sait la part que prennent les tentatives criminelles dans la production des fausses couches, il sera utile dans les cas douteux de pratiquer un examen complet avec le spéculum, pour voir s'il n'y aurait pas sur le col ou dans le vagin des traces de manœuvres. Il faudra également s'attacher à rechercher dans l'étiologie la part que l'on peut attribuer à une intoxication quelconque ou à une infection comme la syphilis.

La question de savoir si l'on n'a pas affaire à la rétroflexion d'un utérus gravide est très importante et parfois difficile à élucider. Cette question est d'autant plus embarrassante quand il s'agit d'une déviation s'opérant brusquement. Le clinicien alors peut être égaré par les symtômes subjectifs comme nous allons le voir. Une douleur brusque survenant au milieu de phénomènes de gravidité éclate à la région hypogastrique. Elle est identique à celle de l'hémorragie intra-pelvienne et en même temps la malade a l'impression de quelque chose de lourd se décrochant dans son ventre. Tous les phénomènes qui accompagnent la présence d'une tumeur dans le cul-de-sac postérieur se manifestent dans ce cas. Malheureusement pour la facilité du diagnostic, le temps où s'accomplissent ces modifications pathologiques dans la gravidité de l'utérus est à peu près la même que celui de bon nombre de cas où l'on observe des hématocèles suites de rupture tubaire.

Le toucher vaginal devra pouvoir renseigner plus nettement le médecin. Ce dernier en le pratiquant voudra savoir si la masse qu'il sent dans le petit bassin est constituée par une seule tumeur (l'utérus gravide et rétrofléchi) ou bien par l'utérus et une collection kystique développée derrière lui. Dans le cas ou l'utérus est complètement refoulé en haut et en avant et où le col est à peu près inaccessible au doigt, l'examen ne sera pas facile et il faudra combiner le palper au toucher pour modifier si possible les rapports des ou de la tumeur. On conçoit que la question du dignostic différentiel a une grande importance au point de vue du traitement, car si l'on a affaire à un utérus gravide et rétrofléchi, il sera utile de pratiquer le redressement. On pourra le faire sans crainte si l'on est sûr de son fait, mais on s'exposera aux pires accidents si on traite l'hématocèle de la sorte après l'avoir prise pour ce que nous disons.

Il sera plus aisé de différencier, en général, les tumeurs annexielles et ordinaires et les salpingites des hématocèles, toutefois au début de leur formation en ce qui concerne les tumeurs liquides.

Les tumeurs annexielles telles que les kystes de l'ovaire, les tumeurs fibreuses ont une évolution et une symptomatologie spéciales. Les premiers se développent lentement et leur durée est interminable. Quelques phénomènes douloureux sont cependant signalés par les malades mais ils n'ont ni l'allure ni la terminaison grave(sauf cependant pour les ruptures de pédicule) des hémorragies intra-abdominales.

Les tumeurs fibreuses, développées aux dépens des annexes ou situées sous la séreuse de l'utérus et bombant dans le cul-de-sac postérieur, peuvent jusqu'à un certain point en imposer pour une collection hématique liquide du cul-de-sac de Douglas. Mais le développement de ces fibromes est très lent et progressif. Ils se développent plutôt aux environs de la ménopause. Leur production s'accompagne évidemment de périodes douloureuses, mais ces douleurs n'ont rien de commun comme siège et intensité avec celles de l'hémorragie tubaire. De même les écoulements sanguins presque continuels, liés à l'existence d'un fibrome sous-muqueux n'ont pas le même caractère que ceux qui marquent parfois le début d'une hématocèle.

Les salpingites présentent ordinairement dans leurs commémoratifs une origine ou gonococcique ou puerpérale. C'est à la suite d'une fausse couche par exemple que la malade est prise de douleurs localisées qui par le repos se calment mais s'exagèrent par la moindre fatigue. Les phénomènes hémorragiques constatés dans la rupture tubaire sont remplacés par des phénomènes d'ordre infectieux. Le toucher vaginal décèle dans le cul-de-sac postérieur plutôt une sensation d'empâtement, que de tension, comme dans l'enkystement d'une masse sanguine. L'utérus paraît immobilisé au milieu des masses annexielles. La douleur provoquée au niveau du cul-de-sac postérieur est extrêmement vive, plus vive encore que dans l'hématocèle. Enfin l'élévation thermique et celle du pouls qui se font parallèlement ont une place prépondérante dans leurs symptômes. Si les commémoratifs de grossesse manquent complètement, on peut se demander dans quelques cas si l'on n'est pas en présence d'un kyste ovarique à pédicule tordu et rompu. Dans un tel cas on assiste, comme dans celui d'une rupture de grossesse extra-utérine, à un ictus violent accompagné de phénomènes d'hémorragie interne. La torsion simple du pédicule se traduit par des symptômes de péritonite aïguë, douleur vive, rapidité et fréquence du pouls, faciès péritonéal, vomissements. La rupture de ce pédicule produit une hémorragie difficile à différencier. Ce n'est que par les commémoratifs des troubles menstruels et gravidiques que le médecin pourra éliminer la possibilité de ces cas. La rupture de la poche elle-même donne lieu à des phénomènes péritonéaux. D'un autre côté les écoulements sanguins utérins sont très souvent contemporains de l'arrêt d'évolution de la grossesse extra-utérine et ce n'est pas une des moindres difficultés de diagnostic. Nous avons vu précédemment comment la confusion avec une fausse-couche était possible en présence d'hémorragies au cours d'une grossesse ectopique. Il nous revient à la mémoire le cas d'une malade, dont le diagnostic a donné lieu à des discussions auxquelles nous avons assisté, et qui était atteinte d'une môle hydatiforme. A l'examen on trouvait l'utérus volumineux, et une saillie dans le cul-de-sac antérieur. Cette malade perdait continuellement son sang. Elle ne souffrait pas de douleurs par trop vives, mais celles-ci étaient intermittentes, rappelant les contractions utérines de l'accouchement. Le toucher se faisait sans presque provoquer de douleur. Nous signalons en passant que, dans une des expériences auxquelles nous avons fait allusion, la rupture d'une trompe gravide, suivie de mort, fut précédée et accompagnée d'écoulement de sang par le vagin.

L'hémato-salpina dont nous parlerons en terminant présente avec l'hématocèle rétro-utérine des relations de causalité telles que nous nous sommes demandé comment on pouvait, auprès d'une malade, éliminer l'une ou l'autre production. Cette distinction ne sera pas facile à établir, sans doute dans tous les cas, car les symptômes du début de l'hématocèle rappellent ceux de l'hémato-salpina (V. obs. VI).

Les premiers symptômes tels que les douleurs abdominales ou les changements survenus dans les époques menstruelles font penser à une grossesse au début, et alors il n'y a pas de raison pour croire plutôt à une grossesse intra-utérine qu'à un hémato-salpina. Quand la grossesse tubaire, par exemple, se rompt brusquement, il y a irruption sanguine et phénomènes importants d'hémorragie. Les douleurs, la distension du ventre sont notables si ces manifestations bruyantes se calment, comme cela arrive, tout rentre dans l'ordre et l'hématocèle est nettement constituée. Elle occupe sa situation habituelle dans le Douglas et y exerce les compressions viscérales que l'on sait. Mais il n'en est pas toujours ainsi. Certaines formes d'hématocèle affectent un début plutôt lent, procédant par poussées. De même quelques hemato-salpina débutent à la façon des hématocèles, brusquement, contiennent une quantité de sang considérable et viennent, comme les formes communes d'hématocèle, tomber dans le cul-de-sac postérieur. Quand on a pu apprécier préalablement l'existence d'une grossesse extra-uterine, on peut plus aisément différencier les deux accidents.

L'hémato-salpina, quoique en général d'allure peu bruyante, manifestera toujours sa présence par quelque trouble annexiel, tandis que la grossesse extra-utérine, jusqu'au moment où elle prend de notables proportions, ce qui est un fait assez peu commun, ne paraît pas être ce qu'elle est réellement et passe souvent inaperçue.

Pour ce qui concerne la question de savoir si l'on affaire à une hématocèle intra ou extra-péritonéale, la différenciation n'est pas toujours aisée à établir. On sait qu'en général, l'hématome développé dans le ligament large occupe le plus souvent une situation latérale par rapport à l'utérus.

Dans le cul-de-sac postérieur, le doigt ne rencontre rien et l'utérus se ressent beaucoup moins de la proximité de cet épanchement que l'intra-péritonéal. Aussi bien l'hématocèle intra-péritonéale et l'extra-périto-néale constituent un réel danger pour les malades qui en sont atteintes. Du reste, les autres tumeurs que nous venons de différencier de l'hématocèle sont aussi une source de dangers considérables pour les femmes qui en sont affectées et l'intervention dans les uns ou les autres cas, si elle est bien conduite, s'impose comme nécessaire.

TRAITEMENT

Nous en arrivons à parler du traitement de l'hématocèle enkystée ou non, mais remontant en tous cas à quelques jours ou quelquefois davantage.

Autrefois, en présence d'accidents du début minimes ou considérables, ayant ou non tendance à s'amender, le traitement était surtout l'expectation. On comptait beaucoup sur la résorption de l'épanchement. Mais il arrivait (et il arrivera souvent les mêmes phénomènes en pareil cas) que, à côté de résorptions s'accomplissant progressivement et sans troubles d'aucune sorte, d'autres étaient interrompues par des complications infectieuses ou hémorragiques. La malade, naturellement, ne pouvait pas toujours résister à ces accidents et succombait fréquemment. L'ouverture de la collection hématique dans une cavité naturelle comme le rectum en particulier expose le malade à des phénomènes infectieux tels, qu'au seul point de vue du pronostic, la présence d'une poche hématique dans le petit bassin constitue un très grand danger.

Actuellement, en raison de l'étude mieux faite des causes, des symptômes et de la marche des hématocèles, les chirurgiens considèrent à juste titre que l'expectation doit être à peu près complètement rejetée. Le traitement de ces affections est désormais devenu tout à fait chirurgical.

Toutefois, à titre exceptionnel, l'expectation peut se justifier, et nous voulons en dire quelques mots avant d'étudier le traitement chirurgical qui sera l'objet de ce chapitre.

L'abstension peut être légitimée par l'absence de phénomènes généraux, tels que les symptômes hémorragiques et péritonéaux, plutôt que par l'importance plus ou moins grande de l'hématocèle et le volume qu'elle occupe dans le ventre. Les cas où l'hématocèle apparaît comme d'allure très peu bruyante sont principalement ceux où elle est causée par un avortement tubaire. Non pour cela que l'avortement tubaire entraîne des accidents toujours bénins, il s'en faut de beaucoup, mais quelquefois l'hémorragie qui suit cet avortement paraît vraiment minime et incapable de donner lieu à des accidents.

Observation (*personnelle*). — « Une femme, M. C., ayant déjà eu trois enfants et fait une fausse couche, entra à la maternité l'hiver dernier. Elle avait été prise, dans la nuit précédente, de phénomènes abdominaux des plus vifs, douleurs spontanées dans la fosse iliaque droite ; ces douleurs paraissaient bien être de nature annexielle, et c'était l'opinion du médecin qui la soigna en ville. En même temps, elle était prise de phénomènes péritonéaux : abaissement de température, pouls fréquent, puis tout rentra dans l'ordre. M. le Dr Boquel, appelé à voir la malade, l'examina et constata manifestement la présence d'une masse dure dans le cul-de-sac postérieur. Le toucher provoquait aussi une douleur vive dans le cul-de-sac droit. La malade entra à la Maternité. Dans les jours qui suivirent, les symptômes s'amendèrent. Aucune élévation de température ne se produisit. Le pouls demeura longtemps rapide et se ralentit peu à peu. La masse rétro-utérine disparut peu à peu. La malade sortit un mois après, et à ce moment le toucher ne décelait plus rien au niveau des organes génitaux.

Ces mêmes phénomènes furent observés chez une malade de la ville dans les mêmes conditions par M. le Dr Boquel. Une masse sanguine que remplissait le cul-de-sac postérieur disparut progressivement sans laisser de traces, elle mit six semaines environ à opérer sa résorption. Il faut remarquer aussi que ces deux malades avaient eu des retards, se croyaient enceintes, et il y a tout lieu de croire que, au moins pour l'une d'elles, des manœuvres préalables avaient été faites pour déterminer l'avortement.

Dans de tels cas, alors que la température reste normale constamment, et que les phénomènes locaux et généraux surtout disparaissent peu à peu, il semble que l'expectation soit la méthode préférable. Nous l'avons dit, ces phénomènes bénins sont généralement consécutifs à un avortement tubaire. Alors même qu'il n'en serait pas toujours ainsi, dans ces conditions d'hématocèle récente et peu considérable la conduite devrait être telle. Mais sauf ces cas en somme particuliers, nous allons voir que la conduite générale doit être tout autre.

Voici donc le chirurgien en présence d'une hématocèle diagnostiquée ou soupçonnée. Quels procédés de traitement a-t-il à sa disposition et lequel choisira-t-il ? Nous n'insisterons pas davantage sur l'utilité de pratiquer l'intervention chirurgicale le plus tôt possible. Etant donné le pronostic plutôt sévère des hématocèles, nous savons que les chances de guérison immédiate et définitive sont dans la précocité de l'intervention. Lorsque l'hématocèle est relativement récente, que le diagnostic est fermement établi, qu'il y ait ou non tendance à l'enkystement, en présence de phénomènes douloureux répétés et de symptômes généraux en rapport avec des hémorragies qui sans doute se reproduisent, il est certain qu'un vaisseau donne dans l'abdomen. Ce serait un leurre de compter sur l'enkystement et l'hémostase spontanée. Il faut intervenir. Est-il besoin de citer à ce propos les opinions de Lawson Tait et de Pozzi ?

« Pour combattre une hémorragie chirurgicale, dit Lawson Tait, il faut inciser et lier le vaisseau qui donne. Si une grosse branche de l'artère fémorale était coupée, ceux de mes collègues qui s'occupent de chirurgie n'hésiteraient pas à intervenir et à lier le vaisseau. »

« La question du traitement à faire en pareil cas, dit Pozzi (*Semaine médicale*, 1890), discutable il y a quelques années, ne l'est plus aujourd'hui. Quand une hémorragie menace la vie d'un malade, il faut aller à la recherche du sang. »

Sans insister davantage sur l'évidente nécessité de traiter une hémorragie immédiatement, voyons maintenant les raisons qui motivent l'intervention aussi hâtive que possible quand l'hématocèle est bien enkystée. Nous pourrons envisager plusieurs dangers possibles, inhérents aux hématocèles et nécessitant particulièrement l'opération.

Des hémorragies répétées peuvent survenir après la formation d'une hématocèle.

Une malade a fait il y a déjà quelque temps une poussée d'hématocèle, puis tout est rentré dans l'ordre. Les symptômes hémorragiques et péritonéaux ont à peu près complètement disparu. Mais voici que, brusquement, la malade qui, dans le cas présent, est souvent atteinte de lésions annexielles concomitantes, se trouve prise à nouveau de douleurs abdominales avec pâleur, hypothermie etc., enfin une répétition complète des premiers accidents.

Si l'on n'intervient pas, plusieurs poussées peuvent ainsi se produire qui, toutes lesfois, mettent la vie de la malade en péril, ou, ce qui arrive souvent, une terminaison fatale par péritonite ou par hémorragie vient démontrer au chirurgien l'intérêt qu'il y aurait à parer au retour de pareils accidents. Dans le traité des *Maladies des Femmes*, Auguste Martin a relaté l'observation d'une femme qui présentait les signes de l'interruption d'une grossesse tubaire. Les symptômes n'étant pas inquiétants, on attendit. La malade mourut, quatre jours après, d'une nouvelle hémorragie. A l'autopsie, on trouva la cavité abdominale remplie de sang non enkysté, provenant de la rupture d'un kyste fœtal tubaire.

Indépendamment des dangers de nouvelles poussées hémorragiques, d'autres complications extrêmement graves peuvent surgir d'un moment à l'autre qui assombrissent fortement le pronostic de l'hématocèle et imposent l'intervention hâtive. Ces dangers sont dus à l'infection de la poche hématique et attribuables à la proximité de celle-ci avec des annexes malades ou avec la flore microbienne de l'intestin. On peut avoir des raisons sérieuses de pense que l'infection colibacillaire peut être une cause certaine de suppuration de la poche sanguine, de même que la présence de gonocoques dans les voies annexielles. Consécutivement à ces inflammations par propagation, on devra envisager la possibilité d'ouverture de la collection hématique suppurée dans les orifices naturels ou dans le péritoine. Les ouvertures dans le vagin, le rectum, la vessie peuvent se faire brusquement. C'est ainsi que l'on observe une débâcle du contenu kystique dans le tube intestinal que l'on appelle « entérite glaireuse ».

D'autres fois il s'établit entre la poche sanguine et l'un des viscères voisins des adhérences très serrées au milieu desquelles il finit par se faire un trajet fistuleux, perforant la séparation des deux cavités. Il est facile de concevoir comment l'infection de la poche, si elle n'est déjà suffisamment redoutable par elle-même, le sera beaucoup plus encore quand elle sera augmentée par la contamination des réservoirs comme le rectum. La vessie en subira les conséquences avec tous les stades de l'infection ascendante des voies urinaires : cystite, uretérite, pyélite, etc., finissant par aboutir à l'urémie. Toutes ces raisons commandent donc l'intervention aussi hâtive que possible, dans le but de pouvoir la guider avec le maximum de chances.

Il est encore une raison d'intervenir de bonne heure dans les hématocèles, c'est la possibilité fréquente de compressions et de gène apportées par la poche aux viscères pelviens. Les accidents d'occlusion intestinale subaiguë ou chronique, entre autres, sont de nature à préoccuper le chirurgien et à le décider à ne pas trop temporiser pour lever les obstacles. Au début de sa formation, en effet, l'hématocèle n'a pas encore créé autour d'elle des adhérences et des coudures dans la disposition de l'intestin telles que la malade en ressente) une gêne trop grande. Mais à mesure que la poche hématique vieillit, pour peu qu'il se soit produit, entre temps, quelque poussée inflammatoire de pelvipéritonite, la partie inférieure du tube digestif ne tarde pas à être englobée, en même temps que l'utérus, les annexes et la vessie avec les uretères dans un bloc d'adhérences qui immobilise complètement ces organes. A ce moment, les symptômes douloureux sont considérables dans la région pelvienne, les selles sont difficiles et pénibles pour la malade. Elles nécessitent des lavements ou même le curage rectal, et quand on se décide à intervenir pour parer à l'occlusion, on est en présence de difficultés inouies.

Nous allons essayer maintenant de dire quel genre d'intervention conviendra le mieux à chaque cas et les raisons pour lesquelles nous avons entendu fréquemment Mr le Dr Boquel se prononcer pour la laparotomie.

S'il y a le moindre doute pour penser qu'il peut y avoir suppuration de la poche hématique et accumulation du liquide purulent dans le cul-de-sac postérieur, on ne peut pas songer à un autre procédé opératoire que l'incision du cul-de-sac de Douglas et drainage du pus au dehors par la voie la plus courte. C'est du reste le procédé courant de traitement des abcès. Il faut ouvrir où se trouve le pus. Si la collection semblait devoir se faire jour et pointait au niveau de l'abdomen en un point quelconque, il n'y aurait pas autre chose à faire qu'une simple incision à ce niveau. Cela est tout simple. La simplicité même et le peu de difficultés opératoires de ce traitement ont tenté les chirurgiens et la colpotomie a eu un temps florissant aussi bien pour les collections suppurées ou hématiques. Mais elle exige une grande sécurité dans la stérilisation des instruments et des objets de pansement. On sait combien le vagin est difficile à désinfecter et combien sa flore microbienne est riche. Pour ces raisons la colpotomie qui avait tenté les chirurgiens d'autrefois et Nélaton en particulier à cause de sa simplicité d'exécution, avait souvent donné entre leurs mains des suppurations mortelles. Actuellement on est en possession de moyens plus sûrs, quoique souvent infidèles, de désinfection, et la colpotomie dans les hématocèles rétro-utérines bien nettes saillant dans le cul-de-sac postérieur est défendue par bon nombre de chirurgiens. Voici comment Routier qui la pratique volontiers en pareil cas, conseille d'opérer.

« Lavage de la vulve, vagin et parties voisines par un brossage au savon et frictions avec de l'éther. Badigeonnage au permanganate de potasse et au bisulfite. Dernière friction à l'alcool. On place une valve déprimant la fourchette, le col utérin est saisi avec une pince à griffes, en arrière et parallèlement à lui, incision transversale au bistouri. Lavage à l'eau bouillie, salée, de la cavité. Avec le doigt on désagrège les caillots, on sent et on extrait le fœtus s'il y en a un mais on doit éviter de frotter trop sur les parois de la cavité afin de ne pas produire d'hémorragies (Donc pas de curettage de la poche, comme cela a été pratiqué quelquefois). On place ensuite deux gros drains conjugués en canon de fusil, calés avec deux mèches de gaze stérilisée et des tampons vaginaux.

« Ce pansement est laissé en place 4 ou 6 jours. A ce moment on enlève les tampons vaginaux, on fait passer un jet de sérum artificiel et chaud par le drain. Si tout sort propre, on peut enlever une mèche sinon on attend de nouveau quatre jours. Vers le dixième jour on peut enlever la mèche et souvent le drain, et tout est fini. On n'a plus qu'à donner des injections vaginales. »

Cette méthode a sans doute donné des succès entre les mains de chirurgiens minutieux et sûrs de leur antisepsie, mais même avec des précautions de toute sorte on n'est jamais certain d'obtenir des résultats éloignés parfaits. Sans doute on évacue généralement bien le contenu de la tumeur sanguine ; mais indépendamment des accidents d'hémorragies se produisant soit pendant l'intervention soit consécutivement à elle, le grand danger réside dans l'infection possible de la poche. Nous citerons comme exemple l'observation d'une malade opérée par Duplay, en 1891, pour hématocèle. On peut se rendre compte par la lecture de cette observation des complications inhérentes à la colpotomie.

Observation. — (*Thèse* de Binaud, Bordeaux, 1892), Hématocèle rétro-utérine), traitée à deux reprises par l'incision vaginale et le drainage, convalescence prolongée, guérison. — M. J., âgée de 38 ans, blanchisseuse.

Après un retard de 1 mois, une hémorrhagie survient accompagnée pe douleurs violentes dans le bas-ventre. Les jours suivants ces pertes continuent.

A son entrée à l'hôpital, le toucher fait reconnaître dans le cul-de-sac postérieur une tumeur séparée de l'utérus par un sillon peu profond.

La muqueuse vaginale présente de la mobilité au niveau de cette tumeur. Celle-ci semble fluctuante.

Intervention le 8 décembre 1891.

Incision du cul-de-sac postérieur du vagin sur une longueur de 2 centimètres, ouverture du cul-de-sac de Douglas, issue de près de 1 litre de sang noirâtre, coagulé. Lavage de la poche. On place une mèche de gaze iodoformée. Les jours suivants, la mèche est remplacée par un drain.

Le 24 décembre, après plusieurs injections d'acide borique, l'orifice pratiqué au cul-de-sac donne issue à du sang coagulé, noirâtre, d'odeur fétide, en quantité égale à 300 grammes environ. Drainage. Le 6 janvier, il sort du pus verdâtre en assez grande quantité. Le 16 janvier, on intervient de nouveau pour agrandir l'incision et évacuer encore une grande quantité de sang et de pus. La cavité est bourrée de gaze iodoformée. Pansements quotidiens. Le malade se rétablit et la température devient normale.

Avantages de la laparotomie — Méthode opératoire

A part la question de simplicité opératoire inhérente à la colpotomie et qui rend celle-ci une intervention facile en général et à la portée de tous, on ne voit pas bien quels avantages curatifs elle a sur la laparotomie. Dans un grand nombre de cas d'hématocèles, bien collectées dans le cul-de-sac de Douglas, la tumeur est saillante et vient au-devant du bistouri ; rien n'est plus simple que de l'inciser ; mais combien de fois aussi s'est-on trouvé en présence de grandes difficultés pour atteindre la tumeur (témoin ce cas où M. Ch. Nélaton fut obligé de pratiquer l'hystérectomie vaginale pour ne pas blesser le rectum et drainer complètement le bassin). Enfin on opère au fond d'une cavité étroite, et on est souvent mal à l'aise pour voir ce que l'on fait.

Si l'on est obligé de lier la source de l'hémorragie, de pratiquer l'ablation des annexes ou l'utérus malade, si l'on se trouve encore en présence d'une hématocèle située dans le cul-de-sac vésico utérin, quelles difficultés ne vont pas s'offrir au chirurgien ! (V. Obs. VIII.)

Avec la laparotomie telle qu'on la pratique aujourd'hui, dans des conditions presque absolues de sécurité, avec une technique sûre et un matériel convenable, le chirurgien est maître de la situation. Certes ce procédé exige souvent un sang-froid et des connaissances chirurgicales plus grandes que la colpotomie, mais les difficultés et la longueur de l'intervention seront largement compensées par l'assurance presque absolue d'un résultat certain et durable.

Étudions les avantages de la laparotomie dans ses grands traits.

Et d'abord, on a vu que l'hématocèle reconnaît le plus souvent comme cause l'interruption d'une grossesse tubaire extra-utérine. Les préceptes actuels de la chirurgie veulent que toute grossesse extra-utérine diagnostiquée soit opérée ; or, l'intervention seule possible dans ce cas est une laparotomie, puisque le traitement revient à pratiquer l'ablation des annexes malades. Il en sera de même, et ce sera une raison de plus, de pratiquer dans l'abdomen une voie d'accès commode pour enlever les débris fœtaux mélangés aux annexes et au sang épanché. Tous ces reliquats de grossesse tubaire rompue ne manqueraient pas de devenir une source de dangers continuels, même si la partie liquide de l'épanchement était drainée par la voie vaginale.

Dans tous les cas d'hématocèle, surtout quand la maladie est plus près de son début ou quand elle affecte une forme à répétition, on comprend que la laparotomie soit le grand moyen, vraiment sûr et commode, de se rendre maître de l'hémorragie. On a toute facilité pour éclairer le petit bassin au moyen de valves, pincer soigneusement la trompe, la lier par transfixion et ensuite opérer la réfection du péritoine pour enfouir le moignon tubaire, sans compter les commodités d'assèchement et de drainage sur lesquelles nous reviendrons tout à l'heure. Ici, il se pose une question intéressante et qui a donné lieu à de nombreuses discussions. C'est celle de l'ablation des annexes et de l'utérus.

Une fois la trompe malade enlevée, faut-il pratiquer l'ablation des annexes saines de l'autre côté et faut-il enlever la matrice? Nous ne nous occuperons pas ici de la question de savoir s'il faut enlever l'utérus dans les cas où lui-même est dégénéré ou bien dans ceux où l'ablation de la trompe lésée et des débris pathologiques n'est possible qu'après hystérectomie. Cela dépend des conditions de temps et de commodité opératoire. Mais doit-on de parti pris enlever les organes génitaux au cours de la cure d'une hématocèle.

La castration a été motivée par la crainte du retour des grossesses ectopiques. En Allemagne, Karl Abel (*Arch. f. Gynækol.*,

1893) conseille, quand on opère une grossesse ectopique, d'examiner avec soin la trompe du côté opposé, pour l'enlever si son état anatomique fait craindre l'évolution d'une seconde grossesse ectopique de ce côté. En 1890, dans une communication à la société d'obstétrique de Paris, Varnier avait insisté sur la fréquence de ce fait et pensait qu'elle se produisait plus souvent qu'on ne le croit habituellement. Par contre, la même année, Bouilly et Schwartz, qui avaient opéré en tout une centaine de grossesses extra-utérines, n'avaient jamais trouvé de récidive (Société d'obstétrique, octobre 1900). Pestalozza publie une statistique où il énumère plus de cent cas sur lesquels la récidive de grossesse extra-utérine est encore relativement peu fréquente, environ quatre à cinq cas pour cent. Lejars n'a guère noté non plus, sur un nombre égal d'opérées, plus de trois ou quatre récidives, ce qui fait une moyenne d'environ cinq pour cent. Si le développement d'une grossesse extra-utérine récidivante est comme on le voit relativement rare (nous n'en avons observé qu'un cas à la maternité, v. obs. 1), il n'en est pas de même des grossesses utérines normales. La statistique de Schul, publiée en 1883, portait une douzaine de grossesses normales contre une grossesse extra-utérine toutes récidivantes. Dans sa *Thèse*, Funck-Brentano donne une proportion de deux grossesses utérines pour une extra-utérine. Personnellement nous avons pu observer le cas d'un avortement consécutif à une grossesse extra-utérine rompue et opérée (V. obs. 8). Ces chiffres montrent que la récidive de grossesse se fait plus volontiers dans la cavité utérine que dans les annexes sains. Signalons en passant les craintes, très rares il est vrai, que l'on peut avoir au sujet de la récidive d'une grossesse ectopique du même côté. Il existe une seule observation relatée par Sauvé, *Thèse de Paris*, 1906, dans laquelle Cœ, au cours d'une laparotomie, trouva à droite deux poches, une petite du volume d'une orange contenant des os fœtaux et qui, pour l'auteur, aurait été une vieille poche de grossesse extra-utérine datant de douze ans, et au-dessous d'elle une poche récente contenant un fœtus vivant de trois mois.

Il ressort de ce que nous venons de voir que les chances de

fécondation nouvelle existent assez fréquemment, d'une part, et que, d'autre part, la nouvelle grossesse aura plus souvent son siège dans l'utérus que dans les annexes qui restent. C'est pourquoi, il nous semble que la conduite du chirurgien doit varier avec l'état des organes génitaux et l'âge de la malade. C'est du moins la façon d'agir que nous avons toujours vu mettre en pratique par M. le Dr Boquel. Si on trouve, après la laparatomie, chez une femme déjà âgée au point de vue génital, c'est-à-dire ayant dépassé 35 ans environ, des annexes d'aspect douteux, kystiques, un utérus même d'aspect sain, il sera préalable de l'enlever avec les annexes qui restent (v. obs. 10). Il en sera de même chez une femme jeune encore mais présentant des lésions salpingiennes. Ces lésions étant d'abord cause de stérilité, puis d'infection continue pour la malade, il faudra utiliser la laparomie pour nettoyer complètement le petit bassin (v. obs. 7). Enfin, si après l'ablation de la trompe malade on explore avec soin les annexes de l'autre côté et l'utérus et si la malade que l'on opère est jeune et bien portante, le devoir du chirurgien sera de lui assurer encore de longues années de vie génitale. Cela a d'autant plus de raison d'être que le pronostic éloigné de la castration comporte souvent des troubles généraux.

On sait encore que par son volume seul ou par les adhérences qui unissent l'hématocèle aux viscères voisins, celle-ci est une source de dangers de compression. Nous relatons l'observation d'une malade opérée dans le service et chez laquelle on se trouvait en présence d'un cas d'occlusion subaiguë due à une hématocèle (v. obs. 9). Les dangers de compression directe ou par coudure de l'intestin sont fréquents. L'attention du chirurgien est appelée de ce côté par les douleurs persistantes de la malade ; celle-ci éprouve, même dans le repos complet, de grandes douleurs dans le bas ventre et autour de l'utérus. Elle va difficilement à la selle, maigrit, prend souvent une teinte cachectique et expulse très douloureusement quelques rares scybales, quand elle n'est pas prise d'accidents aigus d'occlusion. A l'ouverture de l'abdomen, on se trouve en présence d'une ancienne hématocèle, fortement enkystée, ayant poussé des prolongements au milieu des anses intestinales, souvent incluse tout entière au milieu d'elles. Dans de semblables cas, les difficultés opératoires sont considérables et cependant on ne peut faire qu'une laparatomie. Ce n'est pas en effet par l'incision du cul-de-sac postérieur que l'on arrivera à lever de tels obstacles. Nous citons le cas de notre observation, évidemment malheureux, pour montrer l'utilité qu'il y aurait eue à pouvoir opérer l'hématocèle plus tôt sans être obligé d'attendre l'apparition de semblables difficultés.

Enfin la laparatomie semble vraiment le moyen le plus commode pour faire un nettoyage complet de la cavité et un drainage parfait de l'abdomen. Dans les interventions pour hématocèle pratiquées devant nous, nous avons toujours vu M. le Dr Boquel insister sur l'importance d'un nettoyage complet du péritoine fait à sec, et d'un bon drainage. La question du drainage a une importance considérable. Pour un certain nombre de chirurgiens, une fois le nettoyage de la cavité abdominale bien fait, il est superflu de placer un drain dans l'abdomen. D'autres ont pratiqué un autre mode de drainage consistant à introduire une compresse par l'incision et à la laisser à la manière d'un drain sortir à travers la paroi. Ce mode de tamponnement, dit « de Mickuliez », est vraiment efficace comme hémostatique, mais, ne peut-on penser qu'il contribue mal à donner issue au liquide en bouchant l'incision. Les partisans de la colpotomie avaient été frappés de l'importance qu'il y a à bien évacuer la cavité hématique, mais ils n'avaient pas les commodités de nettoyage qu'on a par la laparatomie. On cherchait, à l'aide de curettes mousses, de cuillers, de tampons et d'injections, à vider les caillots, mais, on provoquait quelquefois des hémorrhagies secondaires très dificiles à arrêter et des lésions viscérales du côté du rectum ou de la vessie. Dans les cas d'hématocèle banale, nous avons toujours vu ôter le drain ou les deux drains au bout de quelques jours et la réunion de la paroi se faire sûrement sans craindre les dangers d'éventration que présente le tamponnement.

Le drain nous paraît donc absolument indispensable même quand les caillots ont été enlevés le plus soigneusement possible ;

il y a toujours, ainsi qu'on le constate en faisant le premier pansement, une issue abondante de liquide séro-sanguin dans les compresses mises après l'opération. Dans les trois ou quatre jours qui succèdent à ce premier pansement, en changeant chaque matin les compresses de la malade, on remarque qu'elles sont encore largement souillées de sang et d'un liquide jaunâtre de couleur louche. Grâce à un bon drainage, on évitera les accidents infectieux dus au séjour de liquides faciles à infecter. Nous avons pu apprécier, pendant notre stage à la Maternité, les avantages que le drainage du péritoine avait présentés en maintes circonstances, non seulement pour prévenir les accidents d'infection possible d'un épanchement hémorragique, mais encore ceux que l'on peut craindre après l'issue de liquides douteux de poches kystiques dans le péritoine.

La technique opératoire est actuellement bien connue. Les différents temps ont été l'objet de descriptions nombreuses. Nous n'avons pas l'intention ici de reproduire la description de l'opération telle qu'elle a été faite dans les traités de chirurgie et en particulier dans celui de Pozzi. Pour tous les chirurgiens qui pratiquent la laparatomie, la question du succès réside d'abord dans la rapidité des manœuvres, ensuite dans le nettoyage complet de la cavité et le soin que l'on doit prendre de ne pas contaminer le reste de la séreuse en mobilisant la malade par des changements de position. Le plan incliné de Trendelenburg ne sera indiqué qu'une fois le péritoine bien débarrassé de ses caillots, quand on voudra placer les valves abdomino-crurales ou abdomino-vaginales et traiter les annexes. Doit-on en présence d'une hématocèle de date récente, pratiquer l'ablation du placenta. On avait proposé d'attendre pour ôter le placenta, l'hémostase probable de ses vaisseaux, mais on s'aperçut que de nombreux accidents d'infection et d'hémorragies secondaires se produisaient alors et qui rendaient la guérison longue et douteuse (v. obs. 1) Lawson Tait est d'avis qu'en pareil cas il faut pratiquer la ligature préventive du ligament large et débarrasser ensuite commodément les annexes du kyste fœtal, des caillots et du placenta.

Voici quelle méthode notre maître a fréquemment employée devant nous et comment, entre ses mains, elle a donné une belle proportion de succès.

La malade étant chloroformée et les précautions d'usage ayant été prises si cela est nécessaire (sérum, caféine, huile camphrée), etc on procède à un lavage soigneux de la paroi abdominale par un brossage au savon et à l'alcool. La peau est ensuite lavée a l'oxycyanure de mercure et séchée avec des compresses stérilisées. On fait une incision sur la ligne médiane du pubis à l'ombilic que l'on se réserve le droit d'agrandir s'il le faut à sa partie supérieure. La paroi est incisée plans par plans et l'ouverture du péritoine est faite avec grand soin. Souvent celui-ci est adhérent à l'épiploon. On cherchera à libérer ces adhérences le plus rapidement possible mais en s'entourant de toutes les précautions nécessaires. Dans le cas d'une hématocèle relativement récente, quand on a lieu de craindre une grande irruption sanguine, ou dans le cas d'une hématocèle à répétition, le chirurgien plonge rapidement la main dans l'abdomen, explore les annexes et l'utérus après s'être débarrassé des caillots qui gênent et place de suite une ligature sur la source de l'hémorragie. Puis il procède à l'isolement de la tumeur hématique, dans le cas particulier de grossesse extra-utérine rompue, en plaçant au préalable une ou deux pinces de Kocher sur le ligament large. Le kyste fœtal sera ensuite libéré par dissection, si cela est possible, sans léser les viscères voisins.

Dans les cas où il faut de toute nécessité enlever rapidement le foyer hémorragique et où on ne peut faire autrement, on devra pratiquer l'hystérectomie. Pour les raisons que nous avons dites, il ne faut faire, pense notre maître, cette intervention que contraint et forcé. Les ligatures étant soigneusement faites au catgut et le moignon tubaire péritonisé, l'abdomen est refermé par trois plans de suture, le premier, péritonéal, au catgut, le second refermant les gaines des muscles droits, au catgut, et la peau sera suturée au crin de Florence.

Un ou deux drains de gros calibre seront toujours placés à la partie inférieure de l'incision entre les derniers points de suture.

Dans les cas où la poche qui enveloppe l'épanchement sanguin est très adhérente aux organes voisins et où elle présente le grand avantage de limiter l'infection toujours à craindre de la cavité péritonéale entière, il faudra se contenter, après avoir bien protégé le péritoine avec des compresses de gaze stérilisée, de ponctionner la poche avec un trocart. Si les annexes elles-mêmes peuvent être enlevées, il faudra le faire, mais il sera prudent de ne pas détruire les adhérences qui doublent la poche hématique. Dans de tels cas, le drainage de la cavité kystique aura une grande importance, et on devra s'attacher à placer le drain jusqu'au fond des prolongements de la poche adhérente. Que devient la poche kystique, quand il a été impossible de l'enlever complètement après laparotomie ?

Etant données la courbe régulière de la température après l'intervention comme nous l'avons vu pratiquer, la rapidité relativement grande du drainage et de la réunion complète de la paroi, étant donné aussi le bon état général de la malade dans les mois qui ont suivi ces opérations et l'absence d'accidents infectieux, nous avons tout lieu de penser que la poche s'est peu à peu désagrégée et éliminée, en partie par le drainage, en partie par résorbtion. L'examen physique portait à croire que les viscères avaient repris leur place normale.

Sur les observations que nous relatons de malades opérées par cette méthode on n'a eu à déplorer qu'un cas d'insuccès (v. obs. 9). C'était celui d'une femme atteinte d'hématocèle ancienne, compliquée tardivement d'accidents d'occlusion intestinale et chez laquelle les anses intestinales étaient réellement figées au milieu d'un bloc d'adhérences épaisses. Les tentatives, pourtant extrêmement prudentes que l'on fit et l'hystérectomie que l'on dut pratiquer pour les libérer, ne purent assurer la guérison de la malade. Evidemment l'hématocèle qui avait été la cause première de ces accidents aurait gagné à être enlevée bien plus tôt. Tous les autres cas, si difficiles et compliqués qu'ils aient été, ont été menés à bien.

OBSERVATIONS

Observation 1 (*inédite*). — Grossesse extra-utérine de quatre mois et demi, rompue, chez une femme ayant déjà eu une grossesse extra-utérine. Laparotomie. Extraction du kyste-fœtal. — Mme E.F..., 40 ans, entre le 2 février 1906 dans le service du Dr Boquel.

Commémoratifs. — La malade dit avoir subi, il y a quatre ans, une première intervention au cours de laquelle on aurait extrait du ventre un fœtus de trois mois environ. La malade décrit bien l'opération. La laparotomie faite, on pratiqua l'extraction du fœtus. On laissa le placenta et on marsupialisa la poche. Une suppuration très longue s'établit consécutivement, pendant toute cette période la malade souffrit beaucoup et réagit difficilement. Sa convalescence fut très longue et sa menstruation régulière cependant. Il y a trois mois, ses règles se sont montrées pour la dernière fois en novembre. Depuis ce temps, la malade souffre dans le ventre surtout dans le côté droit, et elle a des pertes blanches abondantes. Il y a un mois la malade sentit une grosseur du volume d'une noix se développer au niveau de la cicatrice. La tuméfaction, qui, au début était de la dimension d'une noix, s'accrût jusqu'à celle du poing. Elle devint peu à peu extrêmement douloureuse à la pression. Pendant ces trois derniers mois, la malade, en dehors des douleurs vives qu'elle éprouvait, avait une constipation opiniâtre. Elle nous raconte qu'elle rendait dans ses selles des matières jaunâtres comme de la graisse.

Examen. — La cicatrice ancienne étendue du pubis à l'ombilic est élargie à sa partie moyenne, constituant une véritable éventration. A ce niveau, on perçoit, sur le côté droit, au point où la paroi abdominale paraît très mince, un soulèvement peu considérable. La palpation montre qu'il s'agit d'une grosseur rénitente dont les dimensions sont les suivantes : 7 centimètres de longueur et 6 de largeur, elle paraît fluctuante, avec une partie dure et mobile à son centre. Cette grosseur est douloureuse au palper. On ne peut guère l'explorer longuement.

La percussion en particulier est impossible à cause de la douleur qu'elle provoque.

Le toucher vaginal, de même, est presque impossible pour la même raison.

Intervention le 23 février 1906. Chloroforme. L'ouverture de l'abdomen est pratiquée dans l'ancienne cicatrice. On trouve un petit épanchement sanguin de 200 grammes environ contenu entre la paroi abdominale et la paroi antérieure d'une tumeur qui apparaît à l'ouverture du péritoine. Quelques caillots de sang noir et poisseux sortent par l'ouverture et ne présentent pas d'odeur. On arrive à libérer une tumeur grosse comme les deux poings et située à droite de l'utérus. On la croyait incluse dans le ligament large, mais en raison des adhérences multiples qu'elle présente sur ses deux faces antérieure et postérieure, il est difficile de préciser son siège. On remarque également plusieurs fissures par où le sang s'est écoulé. Il n'y a pas, semble-t-il, d'adhérences entre les anses intestinales. On reconnaît que l'on a affaire à un kyste fœtal en partie rompu. Pour l'extraire on pratique l'hystérectomie subtotale, qui, étant données les adhérences latérales et postérieures de ce kyste, semble devoir permettre de l'enlever en totalité. Cette intervention est donc faite, mais, à la fin, en cherchant à extraire ensemble utérus et kyste fœtal on rompt la tumeur. Son contenu fait irruption dans l'abdomen, on enlève successivement le placenta et le fœtus reliés par leur cordon, il ne se produit pas d'hémorragie. Pendant qu'on achève de décoller l'utérus qui est enclavé dans le petit bassin, on enlève une seconde petite poche noirâtre, contenant du sang sous forme de caillots rétractés, et peut être communiquant avec le premier kyste fœtal. Cette poche remplissant une partie au Douglas à gauche semble être le reliquat de la première grossesse extra-utérine. Au niveau de la paroi latérale gauche du bassin, on trouve l'ovaire gauche kystique que la première opération avait respecté et qu'on enlève. Après une péritonisation difficile, on place un drain dans le Douglas, et on suture la paroi en trois places. Suites normales. Le drain est enlevé au bout de cinq jours.

La température ne dépasse pas 37 le matin et 37,4 le soir pendant quinze jours consécutifs à l'intervention.

Examen de la pièce. — Le fœtus de trois mois environ présente des adhérences avec la poche amniotique qui le contient, et notamment au niveau de l'extrémité céphalique. La tête paraît d'ailleurs difforme.

Observation 2 (*inédite*). — Grossesse extra-utérine rompue. Hématocèle enkystée. Laparotomie. Ablation des annexes droites. — Mme Y.., 40 ans, entrée le 21 mars 1906 dans le service du Dr Boquel.

Antécédents. — Réglée à 16 ans. Mariée à 25 ans. 2 grossesses. Leucorrhée abondante précédant les règles.

Un premier accouchement à huit mois, elle est souffrante constamment pendant sa grossesse. Quinze jours après l'accouchement, elle a des douleurs abdominales et des pertes sanguines qui durent un mois et sont de plus en plus vives. Au bout de ce temps, les douleurs et les règles sont remplacées par des écoulements sanguins revenant tous les douze ou quinze jours. Deux ans après, seconde grossesse normale. Après l'accouchement, la malade a des pertes blanches ; cinq ans après, un curettage met fin à ces pertes. Cette amélioration dure jusqu'en janvier 1906.

Histoire de la maladie. — En février, la malade a un retard de huit jours. Depuis ce temps, elle a des pertes rouges et blanches continuelles et des douleurs vives dans l'abdomen. Pas d'appétit et de sommeil. Constipation rebelle. Les douleurs augmentent par le moindre effort. Le 23, au matin, elle est prise de coliques violentes dans le bas ventre. Ces souffrances l'obligent à garder le lit pendant huit jours. Une légère amélioration jusqu'au 1er mars. Depuis le 17 février, la malade a perdu constamment du sang, elle est constipée et obligée de prendre des lavements, elle souffre beaucoup au moment de la défécation.

A l'examen, l'abdomen paraît normal. La palpation est douloureuse ; dans la fosse iliaque droite, on sent une grosseur du volume d'une petite orange, dure, lisse et ronde, au niveau de laquelle la palpation est extrêmement douloureuse. Au toucher vaginal, le col est normal et non déplacé ; dans le cul-de-sac postérieur, on perçoit une masse accolée au fond de l'utérus. Elle ne paraît pas fixée à cet organe, mais elle semble faire corps avec la masse que l'on sent en palpant la fosse iliaque droite. La tumeur vaginale est molle, tandis que celle sentie par l'abdomen paraît dure. Ils semble donc qu'elles soient reliées l'une à l'autre, sans pour cela être de même nature.

Intervention le 27 mars 1906. Chloroforme. Incision du pubis à l'ombilic. On trouve une tumeur volumineuse au niveau des annexes droites. Cette tumeur est formée par la trompe droite très distendue, puis, à côté d'elle et au-dessous, on découvre une autre tumeur entourant l'utérus. Cette dernière adhère aux organes voisins et spécialement au péritoine et aux anses intestinales qui sont attirées jusque dans le petit bassin. Le bistouri évacue son contenu qui est formé par une grande quantité de caillots sanguins. Cette poche vidée, on enlève les annexes droites aux dépens desquelles est constituée la tumeur que l'on sentait par l'abdomen. On constate que la trompe distendue s'était rompue et communiquait avec l'hématocèle qu'on vient de vider. Suture de la paroi en trois plans. Drainage. Pansement.

Suites opératoires. — La malade se rétablit vite. La température n'a jamais dépassé 37°,8. Le drain est enlevé au bout de trois jours. La réunion de la paroi est complète au bout de quinze jours.

Observation 3. — Grossesse *extra-utérine rompue. Laparotomie.* Guérison (Observation publiée dans la Revue d'Obstétrique, gynécologie et pédiatrie). — Ernestine F..., femme A..., 30 ans, quaterpare (un enfant vivant et deux fausses couches successives d'environ deux mois et demi à trois mois, il y a un an environ), entre à la Maternité le 25 juin 1906, ayant eu ses dernières règles du 14 au 18 avril 1906.

S'étant alitée à cause de coliques, et de vomissements survenus le 20 juin à la suite de fatigues un peu excessives, elle fut prise, alors que tout paraissait s'arranger, à l'occasion d'une émotion vive, d'une hémorragie abondante, d'abord sans coliques, dans la nuit du 24 au 25 juin. Puis les coliques s'étant montrées le 25 au matin, accompagnées d'ailleurs de vomissements, elle est considérée comme faisant une fausse couche et, sur le conseil de son médecin, conduite à l'hôpital.

A part une sensibilité abdominale assez marquée, plus marquée peut-être à droite, d'une sensibilité des culs-de-sacs surtout marquée également à droite, il n'est pas possible de rien percevoir de très net. La paroi se défend. Tout ce qu'on peut affirmer, c'est que la matrice est volumineuse et molle, bien moins douloureuse que les culs-de-sacs; que le col est entr'ouvert ; que l'écoulement sanguin vient bien du col. Sans doute, la malade est un peu pâle, peut-être un peu essoufflée lorsqu'elle remue, mais l'état général est bon, le pouls a 80°, la température 37°,2. On pose le diagnostic de fausse couche probablement non faite, et on attend.

La malade, mise au repos complet, soumise à des injections régulières, voit ses pertes et ses douleurs s'atténuer ; toutefois, elle accuse toujours une certaine sensibilité de la région du flanc droit et la palpation du ventre est douloureuse et difficile. Les jours suivants, à deux ou trois reprises, en même temps ou suivant des selles diarrhéiques, surviennent de nouveau, au milieu d'une accalmie réelle, des coliques assez violentes accompagnées de nouvelles pertes de sang. La température est toujours normale, le pouls à 80°.

Profitant d'une accalmie, alors que le ventre est plus souple, on pratique un nouvel examen, le 3 juillet, qui permet de constater dans le cul-de-sac latéral droit une tumeur très douloureuse à la pression, donnant la sensation d'une masse arrondie, molle, assez régulière, un peu mobile sur l'utérus dont elle est nettement séparée. Ce qui frappe, c'est la douleur vive et localisée lorsqu'on la touche, tranchant avec l'endolorissement assez marqué cependant de tout le fond du vagin. Un nouvel examen confirmatif fait deux jours après permet de porter définitivement le diagnostic de grossesse tubaire, et une intervention chirurgicale est décidée pour le 8 juillet.

Le 7, au soir, la malade qui a été baignée et purgée légèrement, expulse, après une crise de coliques violentes, une membrane représentant exactement le moule de la cavité utérine. L'état général reste satisfaisant, le pouls aux environs de 80°. La malade se trouve très bien, si bien même qu'elle se croit guérie et refuse l'intervention.

Cependant le toucher dénote des modifications importantes. Tout en révélant une tension assez grande du cul-de-sac droit et d'une partie du Douglas, il ne permet plus de déceler la tumeur qui avait été jadis nettement perçue. Mais la douleur est toujours extrêmement vive, vraiment exquise au niveau du cul-de-sac de Douglas. A la palpation du ventre, la douleur est plus diffuse et, quoique plus marquée à droite, elle existe aussi à gauche. Il est à noter que l'utérus est toujours médian, qu'il n'y a pas de refoulement de l'organe, au moins appréciable.

La grossesse devait s'être rompue, ou un avortement tubaire s'être fait. Sur les instances de la malade, l'opération fut différée (l'état général restait bon, le pouls à 80°), mais le lendemain les coliques ayant réapparu, les pertes étant revenues plus abondantes, et malgré le peu de fréquence du pouls, la malade paraissant s'affaiblir et pâlir, on fait accepter aisément l'intervention.

Intervention le 8 juille 1906.

Une incision médiane sous ombilicale est faite. On trouve l'épiploon adhérent au péritoine pelvien. Les adhérences détachées et l'épiploon relevé, il s'écoule une notable quantité de sang noir. Le petit bassin est rempli de caillots et la main introduite retire la trompe droite, volumineuse bosselée, gorgée de sang et présentant, avec le péritoine pelvien, des adhérences aisément rompues. On extirpe cette trompe, on fait la toilette du moignon et du petit bassin. La trompe gauche qui avait été diagnostiquée malade autrefois, est saine quoique un peu grosse, légèrement adhérente et fléchie en arrière. On la libère. On fait un assèchement du petit bassin aussi complet que possible, on place un drain et on refait la paroi par une suture en trois plans.

Le drain est enlevé au bout de 48 heures ; les suites sont absolument normales. La malade se remet extrêmement vite et elle quitte le service le 3 août, vingt-deux jours après l'intervention.

Observation 4 (*inédite*). — Hématocèle enkystée rétro-utérine, remontant à mi-chemin entre le pubis et l'ombilic (Grossesse extra-utérine). Laparatomie. Drainage. Guérison. Mme T..., 30 ans. Entre le 17 février 1907 dans le service du Dr Boquel.

Antécédents. — La malade a fait une fausse-couche, il y a trois ans.

Histoire de la maladie. — Le 8 janvier 1907, Mme T. fut prise de coliques abdominales violentes. Elle avait eu ses règles le 26 décembre, plus abondantes d'ailleurs que les précédentes qui avaient été minimes. Depuis ce temps, elle s'était mise à perdre en rouge contre son habitude. Elle avait été forcée de s'aliter car elle souffrait beaucoup de coliques siégeant dans le bas-ventre, surtout à gauche, ces douleurs révenaient par crises ininterrompues. Pendant quatre semaines, on le soigna par des injections, mais on n'obtint aucune amélioration dans son état. Les pertes étaient continues sans être très abondantes et ses douleurs hypogastriques ne cédaient ni au repos, ni aux injections. Le Dr Boquel, appelé en consultation, la fait entrer dans son service.

Examen. — On constate la présence d'une saillie nette, rénitente, avec, par places, des points plus durs, occupant le cul-de-sac rétro-utérin sans d'ailleurs bomber beaucoup dans le vagin. L'utérus est repoussé complètement en avant, le col derrière le pubis. L'exploration de la masse est douloureuse surtout vers à droite. Le palper combiné au toucher montre qu'il s'agit d'une masse volumineuse remontant dans le ventre, occupant peut-être plus la partie droite que la partie gauche de l'abdomen. Il n'y a pas d'élévation de température. Le pouls est aux environs de 80-90.

Intervention le 22 février 1907. Chloroforme. Laparatomie du pubis à l'ombilic.

On trouve une collection sanguine complètement enkystée. On effondre la poche hématique et on extrait de nombreux caillots qui sont volumineux et noirâtres. Tout le cul-de-sac postérieur et une grande partie de la fosse iliaque droite sont également pleins de caillots sanguins.

La trompe et l'ovaire gauche qui sont l'origine de l'hémorrhagie sont extraits. On place un double drain dans l'incision plongeant jusque dans le cul-de-sac de Douglas. Suture de la paroi en 3 plans.

Suites opératoires. — Normales. 48 heures après l'intervention, le premier drain est enlevé. Trois jours après le second, marche de la température.

1er jour. Opération, 22 février.	Soir,	37°.		
23 —	Matin,	37,6.	Soir,	37,8.
24 —	—	36,9.	—	37.
25 —	—	36,5.	—	37,1.

Le pouls n'a jamais dépassé 100.

La malade sort guérie au bout de 25 jours environ.

Observation 5 *(inédite).* — Grossesse extra-utérine rompue. Hématocèle. Intervention. Guérison. — M. O..., 27 ans, entrée le 16 juillet 1907 dans le service du Dr Boquel.

Antécédents héréditaires. — Nuls.

Antécédents personnels. — Réglée à 14 ans, après une rougeole. Elle travaille continuellement dans sa jeunesse. Mariée à 22 ans, à 24 ans elle accouche d'un enfant bien portant qu'elle allaite, suites de couches normales. A 24 ans, grossesse gémellaire, 2 filles qu'elle élève au sein, suites de couches normales ; elle continue à travailler sans souffrir aucunement jusqu'en mai 1907. A cette époque, la malade est prise de douleurs abdominales qui la forcent à cesser son travail, ce sont des coliques violentes durant une heure ou deux, revenant tous les deux jours. Pas de pertes. A ce moment, un médecin conseillé lui prescrit le repos et lui fait prendre des injections vaginales, mais, même couchée, elle souffre toujours du ventre. Depuis le 5 juin, elle a des pertes sanglantes tellement abondantes que, dit-elle, elle est continuellement occupée à changer ses garnitures. Elle entre dans le service le 16 juillet 1907.

Etat actuel. — Elle dit avoir maigri un peu. Son état général est passable. La malade souffre du ventre, surtout à droite. Pas de pertes depuis son arrivée. Pas d'augmentation de volume du ventre. La palpation réveille de la douleur, surtout dans la fosse iliaque droite. La température varie de 36,9-37,2 ; le pouls, d'abord aux environs de 100, est tombé depuis son entrée aux environs de 70.

Au toucher. — On sent derrière l'utérus, et séparée de lui par un sillon, une masse volumineuse bombant dans le cul-de-sac postérieur La palpation bimanuelle permet d'apprécier son volume, qu'on peut évaluer égal à celui de deux poings réunis. La constipation est chronique. Pas de troubles vésicaux.

Intervention le 18 juillet 1907. Chloroforme.

Incision du pubis à l'ombilic. Ouverture du péritoine. Derrière l'utérus on voit une masse énorme de consistance fluctuante, on fait une ponction avec le trocart qui ne donne rien, mais après qu'on a retiré l'instrument, des caillots de sang sortent par le trou qu'il a fait dans la poche.

On attire cette poche au dehors, elle se crève pendant cette manœuvre. On enlève alors les caillots qu'elle contient et on recherche la trompe droite qu'on trouve distendue et rompue. On pince et on lie le pédicule utéro-ovarien et le pédicule utérin et on enlève la trompe.

Surjet au catgut sur le péritoine. On pratique ensuite le décollement et l'ablation de la poche épaisse et friable qui est adhérente à la face postérieure de l'utérus et aux anses intestinales.

Toilette péritonéale.

Drainage abdominal et suture en 3 plans.

Pansement.

Suites opératoires normales. — Le drain est enlevé au bout de 4 jours. Pas de réaction fébrile. La malade sort au bout de 1 mois environ sans retour des douleurs qu'elle éprouvait avant l'intervention. Son état général est amélioré considérablement.

Observation 6 (*inédite*). — Hémato-salpinx gauche, laparatomie, ablation, guérison. — Mme B..., 23 ans, entrée le 24 juillet 1907, dans le service du Dr Boquel. — Réglée à 13 ans, règles douloureuses au début. Il y a deux ans, les douleurs éprouvées par la malade deviennent plus violentes à gauche. Elles s'irradient parfois du côté droit. A ce moment, un chirurgien consulté parle d'intervention tout d'abord, puis après, un nouvel examen abandonne ce projet. Les douleurs persistent avec paroxysmes survenant à propos d'une fatigue quelconque, marche ou station debout prolongée. L'approche des règles est pour elles une cause de recrudescence. Celles-ci subissent fréquemment un retard de trois à quatre jours et la malade, à ces moments se donne des injections intra-utérines (dit-elle). La menstruation se fait irrégulièrement, et s'accompagne de pertes blanches.

Il y a quatre semaines, la malade voyant ses douleurs augmenter entre à l'hôpital. A son entrée le 24 juillet, elle se plaint de troubles dyspeptiques et de constipation intense.

Examen. — Le toucher vaginal et le palper combinés décèlent une masse située dans le cul-de-sac gauche et séparée de l'utérus par un sillon. Cette masse est rénitente et douloureuse. L'utérus est peu mobile. Les autres culs-de-sacs sont peu douloureux, et on n'y perçoit qu'un peu d'empâtement à droite. Intervention le 24 juillet 1907. — Chloroforme.

Incision du pubis à l'ombilic. A l'ouverture du ventre on trouve derrière l'utérus et à gauche une masse qu'on libère de ses adhérences et qu'on amène au dehors. En détachant les adhérences, quelques caillots hématiques petits et d'aspect aucien s'échappent. La trompe gauche forme une des parties constituantes de cette poche adhérente. Ligature de la trompe le plus près possible de la corne utérine. Section du ligament large et ablation de la trompe qui est grosse comme un œuf, pleine de caillots et rompue, la partie intra-péritonéale prolongeant la cavité tubaire Surjet au catgut sur le péritoine. Toilette du petit bassin. Suture de la paroi en trois plans. Pansement.

Suites normales. La température ne dépasse pas 37,4 le soir. La malade sort guérie de l'hôpital au bout de vingt-cinq jours environ.

Observation 7 (*inédite*). — Grossesse extra-utérine rompue du côté gauche, kyste de l'ovaire gauche, salpingite droite, laparotomie, drainage, guérison. — Mme L..., 29 ans, entré le 9 septembre 1907 dans le service du Dr Boquel.

Antécédents. — Réglée à 17 ans. Suppression des règles presque complète qui dura deux ans, presque aussitôt après l'apparition de celles-ci. Cette aménorrhée, au dire de la malade, aurait coïncidé avec une anémie marquée. Depuis, la malade a toujours été bien réglée et a eu deux enfants : le premier à 20 ans, accouchement normal ; le deuxième à 21 ans, accouchement normal.

Il y a trois mois, après un retard de règles de quinze jours, la malade perdit du sang sans cause appréciable. Elle pense avoir fait une fausse couche à ce moment. Un mois après, elle est prise de pertes minimes avec un arrêt de quelques semaines, puis, surviennent de nouvelles pertes toujours peu considérables mais continuelles. Depuis quinze jours, métrorrhagies continuelles, irrégulières comme quantité. Souffrant, d'une façon notable, la malade s'alite le 25 août; trois à quatre jours après, elle est prise de coliques et depuis ce moment ses souffrances ont été continuelles.

Etat actuel. — La malade a le teint terreux, pas de température, pouls normal. Bon état général apparent, sauf un peu de faiblesse.

A l'examen, le ventre ne semble pas avoir augmenté de volume. On trouve une résistance appréciable au niveau du muscle grand droit gauche, quand on le palpe. A la pression, on provoque de la douleur et on trouve une grosseur dans la fosse iliaque gauche. A la percussion, légère submatité dans cette région. Par le toucher et le palper combinés, on la délimite d'avec l'utérus dont le fond a une situation normale.

La grosseur est manifestement située à gauche, douloureuse à la pression, faisant bomber le cul-de-sac latéral gauche. Elle semble molle et fluctuante. Le col utérin est légèrement entr'ouvert. Les autres cul-de-sac sont libres et normaux.

Intervention le 12 septembre 1907.

Chloroforme. Incision du pubis à l'ombilic. A l'ouverture du péritoine, on trouve une poche pleine de sang. On l'ouvre en décollant l'épiploon adhérent qui contribue à la fermer. Elle contient de nombreux caillots noirâtres qu'on évacue. On achève de vider la poche de ses caillots, on en retire un gros comme un œuf, présentant le moule de la cavité tubaire distendue. On décolle ensuite l'intestin et on se trouve en présence d'une coque adhérente constituée en partie par des fausses membranes. La trompe gauche est le siège de la lésion. Il s'agit d'un hémato-salpinx rompu, (l'examen histologique n'a pas été fait). L'ovaire kystique du volume d'un œuf a été enlevé au cours des manœuvres. L'examen des annexes droites montre l'existence d'une salpingite droite adhérente à l'intestin. L'ovaire est sain. En décollant la trompe adhérente, un peu de liquide purulent s'écoule. Les lésions enlevées, les pédicules sont liés au catgut, la péritonisation est faite autant qu'il est possible. Un drain est placé dans le cul-de-sac de Douglas, et un second drain dans un repli de la poche situé entre l'intestin et l'excavation pelvienne et où les membranes n'ont pas pu être complètement décollées. Suture en trois plans de la paroi. Pansement.

Suites opératoires. — Les drains sont enlevés au bout de quatre jours, les fils au bout de huit jours. Pas de température. La malade sort guérie complètement au bout d'un mois.

Observation 8 (*inédite*). — Grossesse utérine et extra-utérine. Hématocèle intra-péritonéale. Laparotomie et Drainage. Avortement consécutif. Guérison. Mme X..., 32 ans, entre le 2 décembre 1907 dans le service du Dr Boquel.

Commémoratifs. — La malade a toujours eu de la dysménorrhée, ses règles ne viennent jamais à intervalles réguliers.

Au début d'octobre elle avait eu un retard de huit jours. Au bout de ce temps, ses règles apparurent très diminuées en quantité et en durée. Elle ne s'inquiéta pas outre mesure de cet incident, habituel chez elle. Elle continua à travailler, et le mercredi 27 novembre, elle fut prise brusquement de douleurs abdominales violentes, siégeant surtout à la région hypogastrique et dans les flancs, et accompagnées de syncope. Des nausées et des vomissements peu abondants mais constants, surviennent. Dès ce jour, la malade est obligée de garder le lit. Le pouls est rapide pendant les jours suivants (au-dessus ou aux environs de 100), les muqueuses sont décolorées. Tendance aux syncopes et douleurs toujours considérables, mais s'atténuant progressivement.

La température prise n'a jamais dépassé 36,8. Vers le 2 décembre, la malade présente, avec un état général assez mauvais, une tuméfaction abdominale paraissant siéger dans le cul-de-sac antérieur. La matrice est refoulée en totalité dans la concavité sacrée. On la sent très bien, volumineuse, par le toucher rectal.

La tuméfaction antérieure est peu précise, on éprouve seulement une sensation de plénitude et on provoque une douleur exquise à la pression, particulièrement à droite.

Pas d'élévation de température. Pouls 104.

Intervention le 4 décembre 1907. Chloroforme.

Incision du pubis à l'ombilic. Une quantité de sang liquide, rouge foncé, sans odeur spéciale, s'écoule hors de la cavité abdominale. Il n'y a pas de membrane d'enkystement, les intestins sont seulement agglutinés. On place la malade en position de Trendelenburg. On éponge le sang et les caillots. A droite, la trompe et son pavillon sont augmentés de volume et présentent une coloration rouge foncé. La trompe elle-même, dans sa position ampullaire, est distendue par un corps volumineux, allongé, sanglant, qui a fait éclater la tunique de cet organe tout près de la portion isthmique. Cette portion même est intacte, on lie les annexes de ce côté au ras de l'utérus avec du catgut.

Ligature des vaisseaux utéro-ovariens par transfixion.

Enfouissement du pédicule utéro-ovarien par un surjet de catgut comprenant le péritoine pelvien en rapport avec le pédicule sectionné. Toilette du péritoine et de la cavité abdominale. Un drain de gros volume est placé dans le cul-de-sac de Douglas. Suture de la paroi en trois plans.

Examen de la pièce. — A la coupe de la pièce, on trouve les enveloppes de la trompe rétractées, il existe un hémato-salpinx net ; on le fend et on trouve au centre une cavité à parois lisses dans laquelle se trouve un corps de petit volume grisâtre et présentant la teinte habituelle de l'embryon. On suppose que celui-ci est en voie de dissolution (L'examen histologique n'a pas été fait).

Suites. — 5 décembre, 250 grammes de sérum. La malade est affaiblie, une grande quantité de sang souille le pansement. 6 décembre, 250 grammes de sérum. Plus de douleurs, la malade rend des gaz, mictions spontanées. Pas de température, sauf immédiatement après les injections de sérum, élévation de quelques dixièmes. Injections vaginales.

Dans la nuit du 8 au 9 décembre, expulsion d'un second œuf complet de huit semaines environ. Injections vaginales.

Examen de la deuxième pièce. — En volume, la tête représente les 2/3 du corps. Les mains sont apparentes. Les membres supérieurs et inférieurs sont nettement marqués avec leurs doigts. Les cuisses et jambes ainsi que les bras et avant bras sont très distincts.

La malade sort complètement guérie le 9 janvier 1908.

Observation 9 (*inédite*). — Occlusion intestinale. Hématocèle enkystée, adhérences intestinales. Kyste du ligament large droit. Perforations intestinales. Mort. — M. P..., 39 ans, entre le 8 décembre 1907, dans le service du Dr Boquel.

Antécédents. — Quatre grossesses, la dernière à 35 ans. Accouchement normal à terme.

Il y a huit mois, la malade eut un retard de règles de six semaines.

Pendant ce temps, elle travaillait comme d'habitude et ne modifiait en rien sa manière de vivre.

Le 1er novembre, elle perd de l'eau colorée de sang. Cet état dure sept ou huit jours. Puis, pendant trois jours qui suivent, perte de caillots sanguins. Après cette période, elle souffre de douleurs abdominales très grandes, siégeant à l'hypogastre et dans les deux fosses iliaques. Depuis ce temps, les pertes de sang sont continuelles. La malade est traitée en ville par des injections vaginales, qui, dit-elle, ramenèrent, à la fin de novembre, du sang et des débris de membranes ne présentant pas d'odeur.

Le 1er décembre 1907, elle est prise de constipation aiguë, pour laquelle on lui administra des lavements qui évacuèrent péniblement son gros intestin, en donnant issue à des matières fécales dures et glaireuses. On dut même, peu après, pratiquer l'extraction des scybales. Cette constipation va dès lors en augmentant au point de donner des accidents véritables d'occlusion intestinale, ballonnement du ventre, nausées, état général mauvais. On décide alors d'intervenir pour lever les obstacles au cours des matières.

La malade entre le 8 décembre 1907 à l'hôpital.

Examen physique. Inspection. — Le ventre est distendu et étalé, on constate de la défense musculaire. La percussion révèle de la sonorité dans l'hypogastre et l'épigastre. On provoque au palper de la douleur et de la tension de la paroi. Il est impossible de déprimer celle-ci distendue par l'intestin, mais on produit du gargouillement intestinal.

Toucher. — La matrice est immobilisée complètement au milieu d'adhérences qui comblent les culs-de-sac vaginaux, ceux-ci sont durs, empâtés, surtout le gauche, le col est gros, court, légèrement entr'ouvert.

A un nouvel examen pratiqué peu de jours après, il semble qu'on trouve deux choses : Cette masse sentie à gauche et une masse indépendante, plus molle, située au milieu de la trompe et de l'ovaire droit.

Intervention le 13 décembre 1907. Chloroforme.

Incision du pubis à l'ombilic. L'utérus est immobilisé au milieu d'adhérences comblant les culs-de-sac vaginaux. L'épiploon est adhérent sur une longueur de 10 centimètres environ avec la paroi, et présente une couleur grisâtre. On le lie et on le résèque. Des adhérences étroites et nombreuses unissent l'utérus et les annexes à l'intestin. En libérant ces adhérences, on évacue une collection hématique volumineuse située dans le cul-de-sac postérieur, et au milieu de la masse intestino-tubaire.

La poche épaisse est disséquée en partie, mais il est impossible de la libérer de l'intestin en plusieurs endroits. Chemin faisant, on enlève un kyste du ligament large droit, mais au cours de l'intervention, l'hystérectomie ayant été pratiquée pour faciliter les manœuvres, on constate que l'intestin a été perforé, sutures intestinales. Tamponnement par la méthode de Mickulicz. Cette manœuvre est nécessitée par l'impossibilité de péritoniser les surfaces. Drainage, suture en trois plans.

La nuit suivante, à 3 heures et demi du matin, la malade meurt.

Observation 10 (*inédite*). — Hématocèle d'origine annexielle droite. Kyste ovarique gauche. Laparotomie. Hystérectomie. Drainage. Guérison. — M. J. P., 42 ans, entrée le 16 mai 1908, dans le service du Dr Boquel.

Commémoratifs. — Réglée à 15 ans régulièrement. A 36 ans, accouchement normal. Un enfant vivant et bien portant, elle a toujours eu des pertes blanches abondantes entre ses règles, et a toujours souffert un peu dans le ventre.

La malade a eu ses règles normalement le 16 février pour la dernière fois.

Du 12 au 15 mars, période où elle comptait, de nouveau, être réglée, la malade n'eut qu'un très léger suintement sanguin qui dura quinze jours. Vers le 1er avril, brusquement elle perdit un caillot de sang et à la suite eût des pertes de sang assez abondantes pendant deux jours. Ces pertes continuèrent ensuite, moins abondantes, jusqu'à l'époque actuelle. Le 25 avril, dans la nuit, elle éprouva des coliques, le lendemain elle s'aperçut que son ventre avait augmenté de volume et était douloureux. Depuis ce temps, elle eût plusieurs crises douloureuses dans l'abdomen.

Examen. — La partie inférieure de l'abdomen est augmenté de volume et présente la dimension d'une grossesse de quatre mois environ.

Au palper, on trouve une tumeur partant de la partie inférieure du ventre et remontant à deux travers de doigt au-dessous de l'ombilic. Elle est plus étendue vers le flanc et la fosse iliaque droite, sa consistance est dure, elle est presque immobile et mate à la percussion dans toute son étendue.

Toucher vaginal. — Le doigt est arrêté par une masse volumineuse, qui bombe dans le vagin au niveau du cul-de-sac postérieur et remplit la plus grande partie de l'excavation, l'utérus est refoulé par elle en avant, le col aplati contre le pubis. La température est normale. On porte alors le diagnostic d'hématocèle rétro-utérine et l'intervention est pratiquée le 18 mai 1908.

Intervention le 18 mai 1908. — Chloroforme.

Incision du pubis à l'ombilic. On arrive sur l'utérus qui est fortement appliqué contre la paroi antérieure de l'abdomen. La vessie préalablement évacuée est complètement aplatie derrière le pubis. La matrice est fortement repoussée d'arrière en avant par une tumeur volumineuse de coloration violacée. On effondre la mince coque de cette tumeur, et on retire avec la main une masse assez considérable de caillots (500 grammes environ). Ce sont les annexes droites qui paraissent avoir donné naissance à l'hémorragie. A gauche, on constate la présence d'un petit kyste ovarique. Etant donné l'âge de la malade, on pratique l'hystérectomie sub-totale qui rend plus faciles les manœuvres opératoires. On est obligé de passer un certain temps à libérer de l'intestin les deux trompes qui y sont fixées par de fortes adhérences. Suture de la paroi en deux plans. Drainage du cul-de-sac postérieur et du bassin par un drain placé dans l'incision.

Suites opératoires. — Bonnes. La malade sort guérie au bout d'un mois. Pas d'élévation de température. Le drain a été retiré au bout de quatre jours.

CONCLUSION

Le sang épanché dans le ventre, consécutivement à une lésion des annexes, et le plus généralement à la rupture d'une grossesse extra-utérine, subit diverses destinées si la malade survit.

Quelquefois il se résorbe, le plus souvent il s'enkyste, et il est difficile, en l'état actuel, de dire les raisons qui président à cette évolution différente.

Laissée à elle-même, cette collection enkystée peut persister sans complications, ce qui est rare.

Généralement : ou bien la collection suppure, et donne lieu à des accidents d'infection ; ou bien il se produit des manifestations de voisinage. Compression des organes voisins (appareil urinaire, tube intestinal), formation de brides qui produisent une occlusion intestinale.

Etant données la possibilité constante d'accidents et les relations étroites qui unissent l'existence d'une grossesse extra-utérine à l'existence probable d'une hématocèle, les deux formules qui dominent leur traitement doivent être identiques :

— Toute grossesse extra-utérine diagnostiquée doit être opérée.

— L'hématocèle, complication de la grossesse extra-utérine, doit être traitée comme elle.

Le tout est de faire le diagnostic souvent délicat. Les commémoratifs sont d'un grand secours pour le diagnostic. Celui-ci doit s'aider beaucoup de l'existence de symptômes douloureux provoqués par le toucher. Le traitement chirurgical doit être d'une façon générale la laparotomie (suivie de l'ablation des annexes malades, ou même de l'utérus, si cela est nécessaire) ; et le drainage.

La colpotomie est réservée aux hématocèles suppurées, si toutefois elles bombent dans le vagin.

OUVRAGES CONSULTÉS

AGUINET. — De l'Inondation péritonéale dans les grossesses ectopiques (*Thèse* de Paris, 1903).

BAR. BRINDEAU-CHAMBRELENT. — Pratique de l'art des accouchements.

BOQUEL. — Contribution à l'étude de la grossesse extra-utérine et de la fausse-couche (*Revue pratique de gynécologie, obstétrique et pédiatrie*, 1er octobre 1906).

BOULLE. — Contribution à l'étude du traitement de la grossesse extra-utérine (*Thèse* de Paris, 1895).

BOUILLY. — Pathologie Externe.

— *Semaine gynécologique* (1898-1900).

BRIN. — (*Archives médicales d'Angers*, mars 1907). « Hématocèle à grand épanchement, par avortement tubaire. Laparotomie, guérison. »

CESTAN. — « Des hémorragies intra-péritonéales et de l'hématocèle pelvienne, dans leurs rapports avec la grossesse tubaire » (*Thèse* de Paris, 1901).

COUVELAIRE. — « Etudes anatomiques sur les grossesses tubaires » (*Thèse* de Paris, 1901).

DUPLAY. — Une observation d'hématocèle intra-péritonéale, traitée par colpotomie (*In Thèse* de Binaud. Bordeaux, 1892).

DURET. — Communication à la Société des Sciences médicales (*Semaine gynécologique*, décembre 1906).

FORGUE. — *Pathologie externe*, t. II.

FUNCK BRENTANO. — Grossesse intra-utérine succédant à une grossesse extra-utérine (*Thèse* de Paris, 1898).

GAUTHIER. — Rupture de grossesse tubaire et avortement tubaire (*Thèse* de Paris, 1893).

LAWSON TAIT. — Lectures on Ectopy Pregnancy (1883).

LABADIE-LAGRAVE et LEGUEU. — Traité médico-chirurgical de gynécologie.

Le Dentu et Delbet. — Traité de chirurgie.

Lyon-Caen et Pichevin. — Hématocèle péri-annexielle, suite d'avortement tubaire (*In Semaine gynécologique*, novembre 1901).

Lejars. — Chirurgie d'urgence.

Mäennel. — Zent. f. gynäkologie.

Muret. — Avortement tubaire et rupture de trompe gravide, 1898 (*Revue de chirurgie et de gynécologie*).

Mme Oulesko-Stroganoff. — Rapports anatomiques de l'œuf avec les parois de la trompe (*Revue de gynécologie*, 1900).

Poncet. — Hématocèle. *Dictionnaire encyclopédique des Sciences médicales.*

Routier. — L'hématocèle rétro-utérine et son traitement (*La gynécologie*, 1900).

Ribemont-Dessaignes et Lepage. — Précis d'obstétrique.

Sauve. — Contribution à l'étude des ruptures tubaires bilatérales successives et simultanées (*Thèse* de Paris, 1906).

Schwartz. — Communication à la Société d'obstétrique de Paris.

Skutsch. — Zentralblält für gynäkologie, n° 17, 1906 (*In Semaine gynécologique*).

Stens. — *Semaine gynécologique* (6 mars 1906).

Testut. — Traité d'anatomie descriptive.

Tillaux. — Traité d'anatomie topographique.

Vincente et Prengrüeber. — Un cas d'hématocèle avec accidents d'occlusion intestinale aiguë (*Semaine médicale*, I, 1886).

Henri Varnier. — Communication à la Société d'obstétrique de Paris (Récidives de grossesse ectopique, 5 octobre 1900).

Imprimerie spéciale de la librairie G. Jacques, Paris.

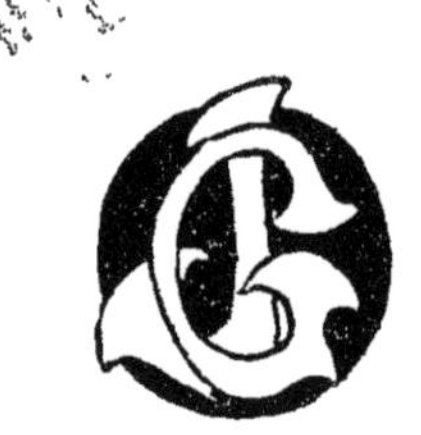

www.ingramcontent.com/pod-product-compliance
Ingram Content Group UK Ltd.
Pitfield, Milton Keynes, MK11 3LW, UK
UKHW020402230726
13925UKWH00003B/1231